オーラル
ヘルスケア事典

― お口の健康を守るために ―

編 集

鶴見大学名誉教授　松田　裕子

執 筆

千葉県立保健医療大学健康科学部歯科衛生学科非常勤講師	麻賀多美代
千葉県立保健医療大学健康科学部歯科衛生学科非常勤講師	麻生　智子
元東京医科歯科大学大学院医歯学総合研究科	遠藤　圭子
医療法人楽山会はまゆり在宅介護支援センター	及川智香子
東京歯科大学短期大学	多田美穂子
鶴見大学短期大学部歯科衛生科	玉木　裕子
名古屋医健スポーツ専門学校歯科衛生科	田村　清美
元鶴見大学歯学部附属病院	西岡千賀子
下松デンタルアカデミー専門学校非常勤講師	原　久美子
専門学校中央医療健康大学校	増田美恵子
鶴見大学名誉教授	松田　裕子
鶴見大学短期大学部歯科衛生科	山崎　忍
朝日大学歯科衛生士専門学校	山田小枝子
元鶴見大学短期大学部歯科衛生科	吉田　好江

学建書院

はじめに

　口腔清掃への関心が高まるにつれて，さまざまな口腔清掃用品が市販されるようになってきた．その最も身近にある道具として歯ブラシがある．誰もが使用している歯ブラシについて総合的に記述されたものがほとんどなかったため，1991年4月，歯ブラシを中心に口腔清掃に関する可能な限りの情報を網羅して"歯ブラシ事典"を発刊した．多くの読者に支えられ5回の改訂を重ねさせていただいたが，初版から20年余りが過ぎ，口腔清掃の考え方も時代とともに変遷し，大きな改変の必要な時期となってきた．そこで，これまでの歯ブラシ事典を分冊し，口腔清掃用具に関することを「改訂 歯ブラシ事典」に，口腔清掃に関する内容は「オーラルヘルスケア事典」にまとめて，発刊することにした．

　口腔清掃の歴史は古く，13世紀のはじめには，曹洞宗の開祖である道元禅師が「正法眼蔵」の洗面の巻に「晨嚼楊枝，当願衆生，得調伏牙，噬諸煩悩」（歯を磨くことは心をみがく）と述べており，歯口を清浄にすることが宗教的儀式として大切に扱われていたことがわかる．書名を"オーラルヘルスケア事典"にしたのは，口腔清掃の大切さを知り，口腔の健康の維持・増進を図り，全身の健康管理に役立てて欲しいという思いからである．

　これまでの医学は，病気をいかに早期に発見・治療するかに重点が置かれてきたが，健康の維持・増進や予防医学に注意が払われるようになってきた．それに伴い人々の健康への意識も高まり，口腔清掃が全身の健康に関与していることが明らかにされ，口腔保健の大切さが社会に周知されるようになってきている．そして，医療に頼らずに自分の健康は自分で守るという，みずからの健康を維持・増進するという意識が高まってきている．そのような健康を支える一助の本になればと願っている．

　すでに生まれ変わった「改訂 歯ブラシ事典」は2012年に発刊されたが，ようやく姉妹品としての「オーラルヘルスケア事典」を世に出すことになった．口腔清掃の基礎，オーラルヘルスケア用品の使い方，ライフステージ別オーラルヘルスケア，口腔環境とオーラルヘルスケア，口腔清掃用具の誤用とその弊害，口腔清掃状況の把握，歯にやさしい食品，口腔清掃の歴史，名言集などを総合的にまとめ，内容の充実に努めた．また，知りたいことをすぐに検索できるように，事典としての役割もはたせるように考えたつもりである．

　これまでの歯ブラシ事典と同様に，歯科衛生士はもとより，これから歯科衛生を学ぶ学生のみなさん，また口腔ケアにかかわりのあるさまざまな職種の方々，口腔ケアにかかわって悩んでいる人，口腔の健康に関心のある人に，少しでもお役に立てば幸甚である．読者のご批判を賜り，今後さらによりよい事典に育て上げたいと思っている．

　なお，本書の発行にあたり，初版の歯ブラシ事典の企画にご尽力，推進にご協力を賜った近藤いさを先生はじめご執筆にかかわった多くの先生方，また新企画において，ご執筆くださった著者の方々および貴重な参考資料をご提供くださった企業各社の皆様に心より謝辞を表するものである．最後に，何度も足を運んでいただいた学建書院編集担当の大崎真弓氏に心から感謝する次第である．

2013年3月

松田 裕子

もくじ

1 口腔清掃の基礎
松田裕子，原久美子

1. 口腔清掃 ……………………………………………………………………………… 2
   口腔清掃とプラーク 3
2. 歯・口腔の役割 ……………………………………………………………………… 4
   口腔のしくみと役割 5
3. 口腔清掃の位置づけ ………………………………………………………………… 8
   医療行為としての口腔清掃 8／「磨いている」と「磨けている」の違い 8／
   口腔ケアにおける口腔清掃 8／口腔リハビリテーションとしての口腔清掃 8
4. 口腔清掃法 …………………………………………………………………………… 10
   清掃の自立度の段階からみた場合 10／清掃方法からみた場合 11／
   清掃する立場からみた場合 12
   コラム 口腔清掃と歯口清掃の定義 3／オーラル・フレイル 3／PTC と PMTC 13

2 オーラルヘルスケア用品の使い方
吉田好江，山田小枝子，田村清美

1. 歯ブラシの名称と持ち方 …………………………………………………………… 16
   歯ブラシの名称 16／歯ブラシの持ち方 16
2. ブラッシング法の特徴と分類 ……………………………………………………… 18
   歯ブラシの毛先を使う方法 18／歯ブラシの毛の脇腹を使う方法 19
3. 電動歯ブラシ ………………………………………………………………………… 24
   電動歯ブラシの種類 24／電動歯ブラシの適用 25／電動歯ブラシの選び方 25／
   電動歯ブラシの使い方 25／電動歯ブラシの特徴 26
4. 歯ブラシの保管と管理 ……………………………………………………………… 27
   歯ブラシの保管と管理 27／電動歯ブラシの保管と管理 27
5. 清掃補助用具 ………………………………………………………………………… 28
   清掃補助用具の適用 28／清掃部位と清掃補助用具の選択 28／
   清掃補助用具の種類 30
6. 特殊なケア用品 ……………………………………………………………………… 38
   ゴム製歯ブラシ 38／インプラント用歯ブラシ 38／粘膜用ブラシ 40／
   スポンジブラシ 40／口腔洗浄器 40
7. 歯磨剤 ………………………………………………………………………………… 42
   歯磨剤の形状 42／歯磨剤の使用量 42／歯磨剤の作用 44／
   市販されている薬用歯磨剤 46

8．洗口液（剤） ··· 52
　　洗口液に配合される殺菌成分 *52*／洗口液と液体歯磨剤の違い *52*／
　　市販されている洗口液 *53*
9．フッ化物の応用 ··· 56
　　歯磨剤に配合されているフッ化物 *56*／フッ化物配合歯磨剤の予防効果 *56*／
　　フッ化物配合歯磨剤の安全性 *56*／フッ化物配合歯磨剤の選択 *57*／
　　フッ化物配合歯磨剤の使い方 *58*／フッ化物配合洗口液の使い方 *59*
10．口腔湿潤剤（保湿剤） ·· 60
　　口腔湿潤剤の種類 *60*／口腔湿潤剤の使い方 *61*
11．舌ブラシ ·· 62
　　舌ブラシの種類 *62*／舌ブラシの使い方 *62*
12．義歯の清掃用品 ··· 64
　　義歯清掃用品の種類 *64*／義歯清掃用品の使い方 *66*
13．そ の 他 ·· 67
　　義歯安定剤 *67*／開口保持器 *68*／吸引機能付き歯ブラシ *70*
　　　　　コラム　歯磨剤のフッ化物イオン濃度の上限が 1,500 ppm に *59*

❸ ライフステージ別オーラルヘルスケア
増田美恵子，麻生智子，麻賀多美代

1．乳幼児期 ·· 72
　　乳児期：未萌出期 *72*／乳児期：萌出期 *72*／幼児期：1歳～1歳6か月 *72*／
　　幼児期：1歳6か月～3歳 *74*／幼児期：3～5歳 *76*
2．学齢期 ·· 80
　　学童期：小学校1年…第一大臼歯（6歳臼歯）萌出期 *80*／
　　学童期：小学校2～3年生…前歯交換期 *82*／
　　学童期：小学校4～5年生…側方歯群交換期 *84*／
　　学童期：小学校6年…第二大臼歯萌出期 *84*／思春期：中学生 *86*
3．青 年 期 ·· 88
　　口腔内の観察 *88*／指導のポイント *90*／ブラッシングの方法 *90*
4．成人期（老年期） ·· 94
　　成人期 *94*／老年期 *94*／口腔内の観察 *95*／指導のポイント *96*／
　　ブラッシングの方法 *96*
5．妊 産 婦 ·· 102
　　口腔内の観察 *102*／指導のポイント *102*／ブラッシングの方法 *103*
6．障害（児）者 ·· 104
　　口腔内の観察 *104*／指導のポイント *105*／対象別のブラッシングの方法 *106*
7．要介護者 ·· 108
　　口腔内の観察 *108*／口腔清掃の方法 *108*／対象別のブラッシングの方法 *112*
　　　　　コラム　指しゃぶり *78*／子どもの歯ブラシによる事故に注意 *79*／
　　　　　う蝕の進行程度 *87*／気になる口臭 *89*／咬耗と摩耗 *95*／脱感作 *111*

4 口腔環境とオーラルヘルスケア

松田裕子，山崎忍，及川智香子，西岡千賀子，多田美穂子

1. 磨きにくいところ（磨き残しのあるところ） …… 116
   磨き残しが起こりやすい部位 116／口腔清掃がしにくい口腔環境 117
2. 歯間空隙，孤立歯 …… 118
   歯間空隙 118／孤立歯 118
3. 歯肉退縮（根面露出），知覚過敏 …… 120
   歯肉退縮（根面露出）120／知覚過敏 121
4. 舌　苔 …… 123
5. 矯正装置装着者 …… 125
   取り外しのできない矯正装置の清掃方法（マルチブラケット装置）125／
   取り外しのできる矯正装置の清掃方法（拡大床，咬合挙上板，咬合斜面板，
   保定床リテーナーなど）128／矯正治療終了後の清掃方法 128
6. 補綴物装着者：クラウン，ブリッジ …… 130
   クラウン 131／ブリッジ 132
7. 補綴物装着者：義歯 …… 134
   義歯 134／義歯の取り扱い 134／義歯の清掃 136／残存歯の清掃 136
8. インプラント装着者 …… 138
   インプラント 138／インプラントの口腔ケア 138
9. 歯周病，歯周ポケットのあるところ …… 141
   歯周病 141／歯周病の口腔ケア 141
10. 開口できない，開口しない …… 148
11. 外科的障害 …… 150
    開口障害 150／粘膜の異常 150／腫瘍 151／その他 153
12. 口腔乾燥 …… 154
    コラム インプラントとフッ化物配合歯磨剤 140／シェーグレン症候群 155

5 口腔清掃用具の誤用とその弊害

松田裕子

1. 口腔清掃と為害作用 …… 158
2. ブラッシングによる為害作用 …… 159
   ブラッシングが引き起こす原因 159／ブラッシングによる弊害（症例）159
3. 電動歯ブラシによる為害作用 …… 162
4. 歯ブラシと歯磨剤による為害作用 …… 163
5. 清掃補助用具による為害作用 …… 164
   デンタルフロス 164／歯間ブラシ 164／
   歯間刺激子（ラバーチップ，トゥースピック）164／舌ブラシ 164
6. 義歯の清掃用品と義歯洗浄剤による為害作用 …… 166
   義歯洗浄剤 166

コラム 誤嚥性肺炎 165

6 口腔状況の把握（リスク検査・歯垢検査） 玉木裕子, 遠藤圭子

1. リスク検査 168
    う蝕のリスク検査 168／歯周病のリスク検査 170
2. 歯垢検査（歯垢染め出し剤） 171
    歯垢染め出し剤 171／歯垢染め出し剤の成分と色素 172／
    歯垢染め出し剤の形状と特徴 174／歯垢染め出し剤の使い方 174／
    歯垢染め出しを行う際の注意 175
    コラム 歯垢染め出し剤の使用について 175／デンタルミラーの使い方 177

7 歯にやさしい食品（ガム・タブレット） 玉木裕子, 松田裕子

1. 食品の表示 180
    特定保健用食品 181／栄養機能食品 182／
    特別用途食品：嚥下困難者用食品 182
2. 代用甘味料 184
3. リカルデント（CPP-ACP） 186
4. ポスカ（POs-Ca） 187
5. 乳酸菌 LS1 188
6. 糖質ゼロと糖質オフ（シュガーレスとノンシュガー） 189
    コラム 歯に信頼マーク 183／栄養表示基準の対象ではない表示 190

8 オーラルヘルスケアまめ知識（歴史，名言集，Q&A） 松田裕子

1. 口腔清掃の歴史 192
2. 名言集 196
3. 知りたいときのQ&A 201

参考文献 213
索 引 219

1

口腔清掃の基礎

1 口腔清掃

　口腔清掃とは，歯や口腔に為害作用を及ぼす有害な諸因子を取り除き，口腔の健康を保持増進し，その機能を高めて歯科疾患を予防することを目的とする．口腔清掃をすることは人々の生活の質（Quality of life）の向上を図り，Well-Being を考えたライフスタイルを促進するための最も基本的な手段である．

　口腔清掃は，う蝕や歯周病の予防のためにプラークを取り除き，口腔内を清潔に保つということだけではなく，全身の健康を守るための大切な手段でもある．とくに，障害や高齢による身体機能の低下や衰えは，口腔清掃が不十分になり，口腔内細菌が唾液とともに気管から肺に入り込み，誤嚥性肺炎の原因になるなど，全身疾患とのかかわりが注目されている．

　口腔清掃と類似する用語として「口腔ケア」がよく使われているが，用語の定義は明確ではない．一般には口腔清掃ととらえられているが，本来の口腔ケアの意味するところは，専門的なケアの領域を含めて用いるのが適切で，器質的口腔ケアと機能の向上を目指した機能的口腔ケアを含めた用語として広義には用いている．

　口腔清掃の手段には，セルフケアとして行うものと，プロフェッショナルケアとして行うものとがある．セルフケアには，うがい，歯ブラシによる清掃，粘膜・舌の清掃，義歯の清掃を含めた口腔清掃補助用具による人工（機械）的清掃法，歯磨剤・洗口液の使用による化学的清掃法がある．また，プロフェッショナルケアとしては，PTC（Professional tooth cleaning；専門的口腔清掃），SRP（スケーリング，ルートプレーニング）などがある．

　セルフケアとしての口腔清掃は，毎食後にブラッシングを行うことが望ましいが，生活習慣のなかでの定着がむずかしい場合は1日1回の徹底した口腔清掃を夕食後か就寝前に行うと効果的である．障害があり一度に行うことがむずかしい場合は，時間や部位を分けて行うように工夫する．また，口腔内をきれいにすることは大切であるが，口腔清掃をみずからの手で行おうとする意欲や自立を阻害しないようにすることも大切である．

　健常者にとっては，口腔疾患の予防を目指した口腔清掃になるが，高齢や障害によって身体的機能が低下すると口腔機能の低下もみられるようになるので，器質的口腔ケアに加えて，口腔機能の維持・回復を目指した機能的口腔ケアが必要となる．機能的口腔ケアには，口腔周囲筋の運動訓練，咳嗽訓練，嚥下促通訓練，発音・構音訓練などがあり，リハビリテーションを通して口腔機能の回復・改善に努める必要がある．

　口腔清掃も口腔ケアも意味するところは，すべての人々，健常者も高齢や障害で口腔機能の低下をした人も，その人なりの口腔の健康を通して生きがい，自己実現のために，生き生きと生活できるようにするための手段の1つであることには変わりはない．

　口腔の健康維持・増進には，定期的に1年に1回はかかりつけの歯科診療所（歯科医院）で口腔状況の健康診査を受けることが望ましい．その際に，個人に合った口腔清掃用品の選択や清掃法については，歯科衛生士や歯科医師の指導を受けて習得するとよい．

口腔清掃とプラーク

　口腔疾患の原因となる有害な因子には，プラーク，歯石，食物残渣，舌苔，外来色素沈着物，唾液量の減少，歯列不正などの諸因子がある．なかでもプラークは，さまざまな細菌が凝集した塊であり，バイオフィルム（p.203，Q6 参照）で強固にガードされ，最も病原性が高い因子である．プラークの付着には，プラークの付着しやすい食生活と，磨き残しによるプラークの残存の 2 つの要因が考えられる．

　口腔清掃は，このプラークの除去や病原性の減弱により，う蝕や歯周病，口臭発生の予防（第一次予防）はもとより，歯周基本治療の基盤（第二次予防），歯科疾患治療後の再発防止や口腔機能の保持増進（第三次予防）に，必要不可欠で重要な保健行動である．

コラム

口腔清掃と歯口清掃の定義

　口腔清掃（Oral Prophylaxis）とは，歯口清掃（Mouth cleaning, Oral Prophylaxis）ともいわれ，それぞれ次のような定義がなされている．

　口腔清掃の定義：「歯や口腔に為害作用を及ぼす有害な諸因子を取り除いて，口腔の健康を保持増進し，その機能を高めて歯科疾患を予防しようとするいろいろな手段を総称したもの」
（最新歯科衛生士教本　保健生態学より）

　歯口清掃の定義：「歯ブラシによる歯磨き（ブラッシング），薬液による洗口，歯間清掃用具（デンタルフロス，歯間ブラシ）などによる歯の清掃のみならず，舌や口腔粘膜あるいは義歯清掃までを含めたものである．ただ単に歯垢を取り除き，口腔内を清潔に保つというだけではなく，う蝕，歯周疾患，口臭など歯科疾患の予防のために行う．健常者にとってはセルフケアであるが，要介護高齢者，障害者，病人においては介護者に対して専門家による指導と管理が望まれる」（老年歯科医学用語辞典より）

コラム

オーラル・フレイル

　「オーラル・フレイル」とは，「歯・口の機能の虚弱」を意味する．

　欧米では，20 年ほど前から，高齢者の身体的，精神的，社会的な要因を含む虚弱状態を「frailty（フレイリティー）」と表現しており，その日本語訳は「虚弱，衰弱，脆弱」などがあてられていた．日本老年医学会は，高齢者が要介護状態に陥る過程には frailty な状態が存在するとし，2014 年に，国民の予防意識を高める目的から，高齢者の筋力や活動量が低下している状態（虚弱）を「フレイル」に統一することを提唱した．

　その後，東京大学高齢社会総合研究機構の飯島らは，低栄養から加齢性筋肉減弱症（サルコペニア）を経て生活機能障害にいたるフレイルの一連の流れが口腔機能や食環境の悪化から始まることを証明し，フレイルの前段階として存在する歯・口腔の機能の虚弱を「オーラル・フレイル」とする新しい概念を提案した．日本歯科医師会では，8020 運動に加え，フレイル予防にはオーラル・フレイルの予防が不可欠であることを示し，2015 年より「しっかり噛んで，しっかり食べ，しっかり動く，そして社会参加を！」という基本的な概念を早期から再認識し，食べこぼしなどの軽微な口腔機能の低下を見逃さずに，意識変容，行動変容につなげることで健康長寿をサポートする取り組みを発信，啓発している．

（参考文献：飯島勝矢：日補綴会誌 7：92-101，2015）

2 歯・口腔の役割

　歯と口腔は，人々が快適な日常生活を送るのに必要な役割を担っている．

　口腔は消化管の入り口で，食物を嚙み（咀嚼），味わい（味覚），飲み込んで（嚥下）体内に送り込む働きがあり，空気の通り道である呼吸器としての役割も持っている．同時に声を発する発声器でもあり，分泌・感覚器としての役割もはたす重要な器官である．

■ 咀嚼・嚥下

　嚙むことは食物を小さく砕いて，その後の飲み込み（嚥下）をしやすくし，消化を助ける働きがある．口から食物を経口摂取しないと，刺激が脳に伝わらないために感覚が減少し，脳から口への指令が少なくなり，口腔機能の低下が生じるようになる．嚙むことは精神の安定をもたらし，記憶力や集中力にも影響があるといわれている．

　動物実験では歯がなくなり嚙むことができなくなると，自主性や好奇心が低下することがわかっている．また，近年の食物のソフト化が食生活と子どもの「キレル」との関連を指摘する声もある．咀嚼や嚥下は普段あまり意識することのない行為であるが，多くの組織や機能が高度にコントロールされた複合運動で，生活をするうえで重要な役割を担っている．

■ 感覚・脳の刺激

　口腔は敏感で繊細な動きをする．口腔の運動や感覚は，脳の広い範囲で受容し，食事の配膳（視覚）や香り（嗅覚），味（味覚）などで美味しいという判断をする．食べることは，体内リズムを整えるのに大切な役割があるといわれている．

　よく嚙むと血行がよくなったり，脳が刺激されて体の動きが活発になったり，学習力が向上したという報告がある．また，嚙むことは満腹中枢を刺激して満腹感をもたらすことで過食を防ぎ，肥満を予防することも知られている．

■ 運動能力

　運動能力には，力を出すときに歯を嚙みしめることが大切で，野球のホームラン王である王貞治氏の臼歯咬合面の咬耗が激しかったこと，オリンピック選手が筋力を向上させるために歯並びを矯正したという話は有名である．

■ 唾液の分泌

　よく嚙むと唾液の分泌がよくなる．唾液には食物の消化吸収を高める働きがあり，口腔の食物残渣などを洗い流す自浄作用もある．動物が歯を磨かなくてもよいのは，自浄作用があるためであるといわれている．

口腔のしくみと役割

　口腔の役割をはたすために口腔は，口唇，舌，顎骨，歯，唾液腺，頬そしてこれらを動かす筋肉や顎関節から構成されている（**図 1-1，1-2**）．

　口腔の範囲は，前方の上下の口唇，左右側方の頬粘膜，下方は舌および口腔底，上方は前方2/3の硬い部分の硬口蓋で囲まれており，後方の奥1/3の軟らかい軟口蓋へと続く．上唇と下唇とが交わっているところを口角という．

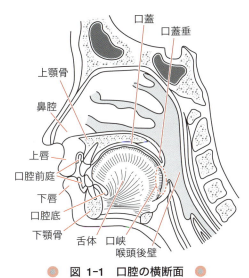

図 1-1　口腔の横断面
（松田裕子 編：口腔ケア健康ガイド―歯からはじめる健康学―，p.3，学建書院，2009）

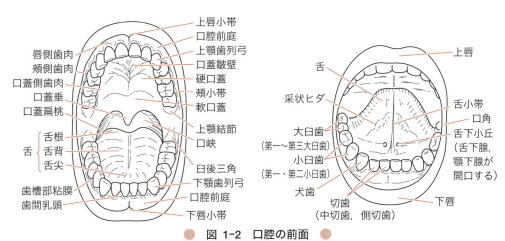

図 1-2　口腔の前面
（松田裕子 編：口腔ケア健康ガイド―歯からはじめる健康学―，p.3，学建書院，2009）

口唇

　口唇は，捕食から咀嚼，食塊を形成して咽頭に移送するための嚥下などの摂食機能，発音，発声での口唇音をはじめとした構音機能などで重要な役割をはたしている．口唇は随意的に動かすことができ，口を閉じることで咀嚼や嚥下をしやすくする．

　口唇は，食物の摂取時の一口量を決め，嚥下時には閉口する．口唇を閉じることによってはじめて嚥下動作が起きる．つまり，口唇が閉じられることで，口腔内が陰圧になり，食塊が咽頭に移動しやすくなる．また，食物の温度も認知し，口腔内の熱傷を防御する．さらに，パ行，バ行の両唇破裂音やマ行（両唇鼻音）の発音時には口唇の開閉が重要である．

歯

　歯には多くの役割があるが，そのなかでも噛むことは重要な役割である．

　食物は，そのままの状態では必要な栄養として身体に取り入れることはできないが，歯によって咀嚼され，栄養素として全身に運ばれ，身体の健康が維持されている．また，食物の食感を味わう，発声や発音，攻撃や防御にもかかわる大切な器官でもある．顔貌を整え，噛み合うことで全身の力を込める作業やスポーツ時などの瞬発力にも役立っている．

舌

　舌には味蕾細胞があり，甘味，塩味，苦味，渋味などの味を感じる（図 1-3）．また，口腔内に入ってきた食物を，頬と協同して咬合面に安定させ，粉砕された食物を，唾液と混ぜ合わせて食塊を形成し，その食塊を咽頭に送り込む重要な役割がある．

　発音では，タ行，カ行，ラ行，ナ行など，歯頸硬口蓋や軟口蓋に摩擦するように舌が円滑に機能する必要がある．

　ブクブクうがいのときは，口唇を閉じ，盛り上がった舌後方と，軟口蓋が接触して，うがい水が鼻腔と咽頭に流れないように閉鎖する（図 1-4a）．また，ガラガラうがいのときは，舌後方と軟口蓋，咽頭壁が空気の吐き出しを調節している（図 1-4b）．

頬

　頬は，咀嚼時に舌と協同し，咬合面に食物を安定させる役割がある．そのため，頬の筋力を保持することが重要である．

口腔粘膜

　口腔粘膜は，口唇から続く口腔内をおおい，唾液タンパクの１つであるムチンによって表面が保護されている．粘膜上には，身体の皮膚と同様に，痛点，圧点，冷点，温点などの感覚点が存在し，食物の温度や刺激物・異物などの進入を感知する．粘膜には無数の小唾液腺が開口している．

唾 液

唾液は，歯，口腔粘膜，口腔の機能を守るものとして重要である．

■ **唾液の作用**

① 湿潤（潤滑）作用：口腔粘膜を潤して口腔内を滑らかにする．口腔を乾燥から守り，咳き込みの解消，発音や摂食・嚥下を円滑にさせ，口腔機能を守る．また，義歯の吸着にも大切である．
② 消化作用：消化を助ける．デンプンを唾液中のアミラーゼで分解して体内に吸収しやすくする．
③ 咀嚼・嚥下作用：唾液と混和して食塊を形成し飲み込みやすくする．
④ 生体防御反応：外から侵入してくる細菌などを防御する．
⑤ 緩衝作用：口腔内の pH を中性に保つ．
⑥ 自浄作用：口腔内を洗い流し，口腔を清潔に保つ．
⑦ 味覚：味物質が唾液中に溶け込み，舌の味蕾（受容器）に届けられて，味を感じる．
⑧ 再石灰化作用：酸によって溶けた歯を修復する．
⑨ 体液量調節作用：身体が脱水状態にあるときは分泌が抑制され，口渇感により水分の補給を促す．
⑩ 内分泌作用：耳下腺・顎下腺からパロチンが分泌され，加齢現象を抑制する．

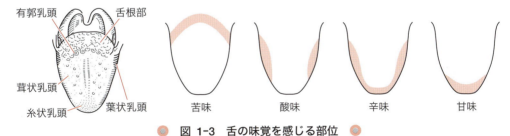

図 1-3　舌の味覚を感じる部位
（松田裕子 編：口腔ケア健康ガイド―歯からはじめる健康学―，p.3，学建書院，2009）

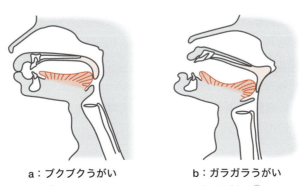

　　a：ブクブクうがい　　　b：ガラガラうがい
図 1-4　うがいにおける舌の役割

3 口腔清掃の位置づけ

医療行為としての口腔清掃

　口腔内の疾患は，そのほとんどがプラーク内の口腔内細菌によるものである．口腔清掃を中止すると，プラーク内の細菌数は徐々に増加する（図1-5）．それとともに，菌叢（フローラ）内の菌種も変化し，約1週間で歯肉炎が発現する．プラークは，バイオフィルムに守られた細菌の塊であるため，口腔清掃は，バイオフィルムを機械的に破壊し，口腔内細菌を除去するという位置づけにある．

　歯科衛生士の行う口腔清掃は，日常習慣的な口腔清掃ではなく，口腔の細菌感染症に対する第一次予防（感染予防），第二次予防（処置），第三次予防（再発防止と健康維持）のすべてに位置づけられる医療行為である．

「磨いている」と「磨けている」の違い

　「毎日，磨いているのに…」という言葉をよく聞く．これは「い」と「け」の違い，すなわち，「磨いている」と「磨けている」の違いである．

　「磨いている」は，洗顔や入浴のような日常習慣的な生活行動で，「磨けている」は，歯頸部や歯間部の口腔内細菌を除去する感染症対策であり，保健行動なのである．感染症対策ということは，歯科衛生士の専門家としての技術が問われる．歯科医療者としての信頼が得られる知識と技術と心を持つことが重要となる．

口腔ケアにおける口腔清掃

　口腔ケアは，「口腔の疾患予防，健康の保持増進，リハビリテーションによりQOLの向上を目指した科学であり技術である」と定義されている．すなわち，口腔ケアとは，口腔清掃・口腔機能向上訓練・口腔リハビリテーション・摂食嚥下指導・フッ化物塗布・歯科疾患治療などさまざまな知識と技術を用い，QOLの向上を目指して口腔の健康のための支援をすることである．一方，口腔清掃とは，歯ブラシや清掃補助用具などを使用して歯や口腔粘膜などに付着する口腔細菌を的確に除去することである．

　つまり，口腔ケアと口腔清掃は「＝（イコール）」ではなく，口腔清掃は，口腔の器質的環境を整える口腔ケアの手段の1つなのである（図1-6）．

口腔リハビリテーションとしての口腔清掃

　口腔清掃時の歯ブラシや補助用具による口腔内へのさまざまな刺激やうがいは，口腔内の感覚を刺激する．その結果，口腔内感覚の現状を維持し，唾液分泌を促したり，長期間，義歯を

入れてなかった人の脱感作にもなる.

　拒否のある場合は口腔清掃を強要しない．最初のつまづきが，その後，一切，口を開かない状況をつくることもある．また，拒否が強く，まったく口を開けない場合もあり，対象者の状態によっては，口腔内に手を入れることができない場合もある．この場合，「何が何でも，歯を磨かなくては」，「何とか歯ブラシを口に入れなくては」という考えは捨て，口腔清掃の受け入れが可能かどうか観察し，いつ，どのような方法で，どのようにはじめるかを適切に判断する．受け入れには，声かけと脱感作（p.111，コラム参照）が重要なポイントとなる．

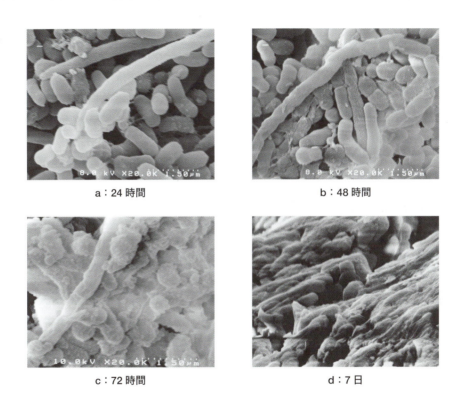

図 1-5　実験的な細菌の変化：バイオフィルム形成（走査電顕像　×20,000）
（広島大学大学院医歯薬保健学研究院応用生命科学部門歯周病態学　栗原英見教授提供）

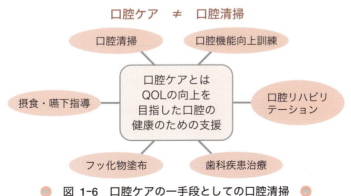

図 1-6　口腔ケアの一手段としての口腔清掃

4 口腔清掃法

口腔清掃の方法について，清掃の自立度の段階，清掃方法，清掃する立場に分けて考える．

清掃の自立度の段階からみた場合

口腔清掃を自立度の段階からみた場合，清拭，洗浄，含嗽，清掃に分けられる．

清　拭

残渣の除去が主で，対象は自分自身で口腔清掃ができない人となる．粘膜面を，ふく，ぬぐい取るの行為となる．スポンジブラシや粘膜用ブラシ（p.41，図2-18参照）などを用いたり，指や歯ブラシにガーゼを巻きつけて（ガーゼ歯ブラシ）ふくこともある（図1-7）．なお，急に嚙まれることもあるため，意識レベルの確認と開口保持器（p.69，図2-36参照）の併用が必要となる．

洗　浄

含嗽のできない人に対する口腔清掃法で，シリンジや吸い飲みなどを用いて水流で洗い流す方法である．この場合，咽頭への垂れ込みと誤嚥を防ぐため，必ず吸引を行うことが重要である．十分な吸引ができてない場合は，誤嚥性肺炎を発症する危険性がある．健常者ではチェアユニット上で，スリーウエイシリンジにてスプレー洗浄することをいう場合が多い．

含嗽（うがい）

うがいは，少量の水や洗口液を口に含み，口腔内や喉をすすぐことをいう．うがいができる条件は，①意識がはっきりしている，②口唇を閉じ，水を口の中にためることができる，③頰や舌を動かせる，④鼻に空気がもれない，⑤水を吐き出せる，⑥頸部を後屈できる（ガラガラうがいの場合）で，うがいには口腔周囲筋の筋力を高める効果もある．

清　掃

口腔内細菌の除去が主である．歯ブラシや各種清掃補助用具を用いてバイオフィルムを破壊し，おもに歯頸部や歯間部，歯周ポケット内の口腔内細菌の除去を行う．

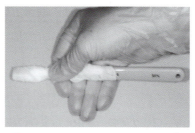

図1-7　ガーゼ歯ブラシ

清掃方法からみた場合

清掃方法からみた場合，自然的清掃法（自浄作用），人工的（機械的）清掃法，手術的清掃法，化学的清掃法に分けられる．

自然的清掃法（自浄作用）

本来，人間は自分の口腔内を自分で守る機能と作用，すなわち，自然的清掃法（自浄作用）を持ち合わせている．唾液の質の状態がよく，唾液流量も適切で，歯列に不正がない口腔内は，自浄作用が高い．口腔内を守る機能とは，不正のない歯列と咀嚼や発音時にみられる，歯面と頰粘膜と舌との摩擦による歯面清掃である．摩擦による清掃は歯面だけではない．経口摂取していない人の舌表面が，経口摂取をはじめただけで驚くほど綺麗になる．これは，食塊を形成するために舌表面と口蓋との摩擦により，舌表面が清掃されたことを示している．すなわち，舌の活発な動きは，舌苔の付着を予防する．また，唾液による洗い流しも口腔内を守る自浄作用である．

さらに，自浄作用に影響を与えるのは，食物の性状である．粘着性の強い食物は，複雑な形態をしている咬合面や歯間にくっつき，なかなか除去できない．そこで，自浄作用を高めるために唾液の分泌を促すことや，適正な歯列を確保することのほかに，自浄性の高い食品の選択の指導などが重要となる．自浄性の高い食品とは，生野菜のように糖分量が少なく，水分や繊維性に富む食べ物であり，おやつや食事のあとには自浄性のある食品を食べて，一時的な清掃効果を得るように指導するとよい（図 1-8）．しかし，自然的清掃法ではバイオフィルムにガードされている口腔細菌の除去が困難であるため，あわせて人工的（機械的）清掃法を行うことが望ましい．

人工的（機械的）清掃法

人工的清掃法とは，さまざまな口腔清掃用具を用いて，口腔細菌の塊をガードしているバイオフィルムを破壊し細菌を除去することである．

口腔清掃用具には，手用歯ブラシ，電動歯ブラシ，デンタルフロス，歯間ブラシ，タフトブラシ，歯間刺激子，ジェット水流洗浄器などがある．目的に合わせて，適切な口腔清掃用具や

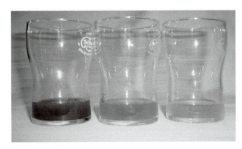

a：ビスケットのみ

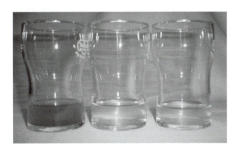

b：ビスケットのあとにキュウリ

図 1-8 食後のうがい回数からみた自浄性の高い食品の効果

清掃方法を選ぶことで，効率的に口腔細菌を除去することができる（2章参照）．

人工的清掃法では，歯磨剤（歯磨き粉）を用いることも多いが，歯磨剤と唾液の混濁は，歯頸部や歯間部を見えにくくするため，毛先を届かせるには不都合である．そこで，清掃効果と歯質強化を高めるダブルブラッシングを行うとよい．ダブルブラッシングでは，まず，歯磨剤なしで，全顎のプラークを丁寧に除去し，ブクブクうがいをしっかり行ったあと，フッ化物入り歯磨剤を歯ブラシの刷掃面に 2 cm くらいの長さをとり，歯頸部や歯間部に塗り込むように塗布する．塗布後は，フッ化物の効果を促進するため，唾液の吐き出しはよいが，うがいと飲食を避け，15～30 分くらい口腔内にとどめるようにする．

手術的清掃法

バイオフィルム中の細菌は，付着後 48 時間を経過するころから，徐々に硬くなり，人工的清掃法で除去できない強固な沈着物，すなわち，歯石となる．この場合の清掃は，機械・器具を用いることになり，これらを用いた清掃法を手術的清掃法という．手術的清掃法を，人工的清掃法に含める場合もある．手術的清掃法は誰でもができる方法ではないため，専門的な知識と技術を持つ歯科医師または歯科衛生士が行う．具体的には，歯石除去，ルートプレーニング，PMTC などである．専門家が行う PMTC（Professional Mechanical Tooth Cleaning）は，器具を用いるという点では手術的清掃法に含まれる．

化学的清掃法

化学的清掃法とは，歯磨剤や洗口液に添加された薬剤の効果を期待する方法である．口腔清掃前に使用してプラークを浮き立たせるもの，プラークの再付着や形成を抑制したり，病原性の減弱化を図るもの，強固なバイオフィルム中に浸透するもの，歯石沈着を抑制するものなどがある．義歯洗浄剤も化学的清掃法の 1 つである．しかし，化学的清掃法だけではプラークの除去は不十分で，人工的清掃法や手術的清掃法との併用が必要である．

清掃する立場からみた場合

セルフケアとプロフェッショナルケア

清掃する立場とは，自分自身が日常的に行うセルフケアと定期的に専門家が行うプロフェッショナルケアのことである．セルフケアとプロフェッショナルケアは車の両輪のようなもので，口腔の健康の保持増進には必要不可欠である（図 1-9）．

これらの実践には，口腔清掃が「なぜ，細菌除去なのか」，その根拠を原因と結果で説明し，納得を得て，口腔清掃後の爽快感を体感してもらうことが重要なポイントとなる．その爽快感こそが生活行動を保健行動に変容させ，定期歯科健診への継続につながっていく．歯科衛生士が，細菌除去の技術力を持つことは，「たかが歯磨き」から医療行為としての「されど歯磨き」といわせる鍵となり，う蝕や歯周病予防だけでなく，誤嚥性肺炎の予防をはじめ糖尿病の改善に寄与できるなど大いに意義がある．

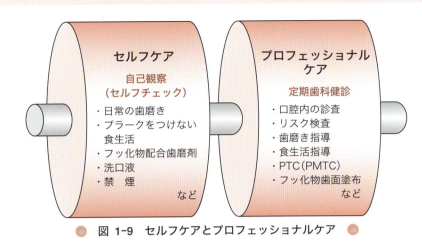

● 図 1-9　セルフケアとプロフェッショナルケア ●

> **コラム**
>
> ### PTC と PMTC
>
> 　PTC とは，Professional tooth cleaning の略で，歯科医師や歯科衛生士が口腔管理の一手段として行う専門家による歯面清掃である．歯間部などの日常的なセルフケアでは管理しにくい歯面の付着物を，歯ブラシによる清掃やスケーリングに加えて，専用の器具を用いた機械的清掃によって除去する．
> 　PMTC とは，Professional mechanical tooth cleaning の略で，アクセルソン（スウェーデン）が提唱した方法で PTC の一部である．フッ化物配合歯面研磨剤や専用歯面清掃用具であるプラスチックチップ（エバーチップ）などを用いて，機械的な操作によってキーリスクとなる歯面に対してプラークの除去を行う．ノーリスクの歯面には行わない．
> 　PTC と PMTC は，う蝕および歯周病の予防・管理の重要な処置として位置づけられている．

2

オーラルヘルスケア用品の使い方

1 歯ブラシの名称と持ち方

歯ブラシは，歯面の付着物を機械的操作によって除去するためのもので，最も重要かつ基本的なセルフケア用品であり，合理的で容易に使用できるよう設計された口腔清掃用具である．

歯ブラシの名称（図 2-1）

歯ブラシは，頭部（ヘッド），頸部（シャンクまたはネック），把柄部（グリップまたはハンドル）から構成されている．頭部には，ナイロン毛が毛束にして植え込まれている．歯ブラシの毛を刷毛といい，植毛されている毛の部分を刷毛部，刷毛の毛先でできた面を刷毛面という．また，歯ブラシのヘッドの先端刷毛部をつま先（トウ），頸部寄りの部分をかかと（ヒール）という．

歯ブラシの持ち方（表 2-1）

歯ブラシの持ち方には，握り持ちをするパームグリップ（掌握状）と，鉛筆を持つときの握り方のペングリップ（執筆状）がある．一般的にはパームグリップで持つことが多いが，歯磨きをするときの力の加減がしにくく，ブラッシング圧が強くなり過ぎる傾向がある．過度な力が入らないようにするには，基本的にはペングリップで持つとよい．

■ パームグリップ（掌握状）

パームグリップは，歯ブラシ操作の微妙なコントロールには不向きであるが，歯ブラシを回転させる方法や，歯ブラシの脇腹を使う方法には適している．また，高齢者や幼児など握る力の弱い人や歯ブラシ操作が困難な人にも適した方法である．

■ ペングリップ（執筆状）

ペングリップは，歯ブラシの細かい操作が必要な部位や力をコントロールした磨き方に適した方法で，歯ブラシの毛先を使う方法に適している．また，力をコントロールしながら口腔内の観察や歯ブラシの毛先のあて方が確認できるので，保護者が磨く幼児の仕上げ磨きや，要介護者の介助磨きに適した方法である．歯や歯肉の損傷もペングリップのほうが傷つけにくい．

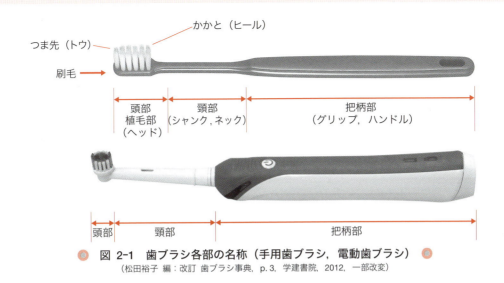

図 2-1 歯ブラシ各部の名称（手用歯ブラシ，電動歯ブラシ）
（松田裕子 編：改訂 歯ブラシ事典，p.3，学建書院，2012，一部改変）

表 2-1 歯ブラシの持ち方

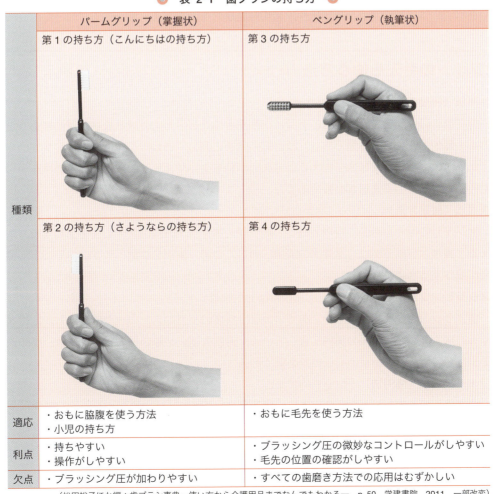

	パームグリップ（掌握状）	ペングリップ（執筆状）
種類	第1の持ち方（こんにちはの持ち方） 第2の持ち方（さようならの持ち方）	第3の持ち方 第4の持ち方
適応	・おもに脇腹を使う方法 ・小児の持ち方	・おもに毛先を使う方法
利点	・持ちやすい ・操作がしやすい	・ブラッシング圧の微妙なコントロールがしやすい ・毛先の位置の確認がしやすい
欠点	・ブラッシング圧が加わりやすい	・すべての歯磨き方法での応用はむずかしい

（松田裕子ほか編：歯ブラシ事典—使い方から介護用品までなんでもわかる—，p.50，学建書院，2011，一部改変）

2 ブラッシング法の特徴と分類

個人の口腔内は，年齢や歯の萌出状況，歯の大きさや歯列，口腔の疾患の有無など，さまざまな要因により異なっている．そのため，それぞれの口腔に適した清掃を行う必要がある．どのようなブラッシング法でも口腔に為害作用がなくきれいに清掃できる方法であればよい．しかし，自分ではきちんと磨けているつもりでも，実際には磨けていないということがよくある．また，自分で自身の口腔内の状態を観察することはむずかしい．歯科衛生士や歯科医師に相談し，口腔状態を診てもらい自分に合った歯ブラシを選択し，ブラッシング法を学ぶことが大切である．

ブラッシング法には，大きく分けて歯ブラシの毛先を使う方法と，歯ブラシの毛の脇腹を使う方法の2種類がある．歯ブラシの毛先を使う方法は比較的操作が容易で，プラークの除去効果が高い．また，歯ブラシの毛の脇腹を使う方法は歯肉マッサージ効果が高い．

いずれの方法も誤った歯ブラシの使用によって歯面や歯肉を傷つけることがあるので，個々の口腔状況に適した歯ブラシを選択し，適切な磨き方を習得する必要がある．

歯ブラシの毛先を使う方法（表2-2）

■ **水平法（横磨き法）**：horizontal method

歯ブラシの毛先を歯面に直角にあて，刷毛部全体を水平方向に大きく往復運動する方法である．操作はきわめて容易であり，咬合面の清掃に適している．小児にも操作しやすい方法である．しかし，過度な力を加えると歯面の摩耗を生じやすく，歯肉や歯面の損傷を生じさせることがあるので注意が必要である．

■ **垂直法（縦磨き法）**：vertical method

歯ブラシの毛先を歯面に直角にあて，刷毛部全体を上下方向に大きく往復運動する方法である．操作は容易であり，唇側面の清掃に適している．歯肉を刺激しやすいので，上下顎は別に操作するとよい．

■ **スクラビング法（スクラブ法）**：scrubbing method

歯ブラシの毛先を歯面に直角にあて，数ミリ程度の小さなストロークで水平方向に微振動する方法である．歯頸部の清掃に適している．過度な運動や強い圧力での操作は，歯肉退縮を引き起こすことがあるので注意が必要である．

■ **フォーンズ法（描円法）**：Fone's method

歯ブラシの毛先を歯面に直角にあて，唇頰側面は円を描くように動かし，舌口蓋側は歯ブラシを前後に動かす方法である．唇頰側面を磨くときは上下の歯を咬合させたまま磨く．前歯は切端で咬合したまま磨く．

■ **バス法**：Bass method

歯ブラシの毛先を歯面に対して歯根方向に45度に向け，毛先を歯頸部，歯肉溝にあて，

近遠心方向に加圧振動する方法である．歯周ポケット内のプラーク除去効果が高いので，歯周病の罹患者に適している．ただし，歯頸部周辺の清掃に適した方法であり，歯面全体の清掃には不向きである．歯ブラシは軟毛を使用し，専用の歯ブラシとして植毛が1列や2列のものがある．

- **1歯ずつの縦磨き法（IVM）**：individual vertical method

  歯ブラシを縦にして毛先を歯面に直角にあて，上下方向に往復運動し，歯を1本ずつ磨く方法である．前歯は1歯を縦方向に3面に分けて磨くと清掃しやすい（1歯3面磨き法）（p. 83，図 3-7 参照）．

歯ブラシの毛の脇腹を使う方法（表 2-3）

- **ローリング法（ロール法，回転法）**：roll method

  歯ブラシの毛先を歯面に対して歯根方向に向け，歯軸に平行に歯ブラシの毛の脇腹をあて，歯冠方向に回転するように動かす方法である．加圧をコントロールしながらの手首の回転運動が必要であるので，小児や高齢者には困難である．

- **チャーターズ法**：Charters method

  歯ブラシの毛先を歯面に対して歯冠方向に向け，歯ブラシの毛の脇腹を歯面にあて，そのまま歯冠側から歯根側へと移動し，歯ブラシの毛先が歯肉辺縁部にあたったところで圧迫振動する方法である．歯周病の罹患者や歯間空隙のある人が対象となる．歯肉マッサージ効果は高いが，操作はむずかしく手指の器用さが要求される．

- **スティルマン法**：Stillman method

  歯ブラシの毛先を歯面に対して根尖方向に向け，歯軸に平行に歯ブラシの毛の脇腹を歯肉にあて，歯ブラシを振動させて歯肉を圧迫する方法である．歯周病の罹患者を対象とするが，操作はむずかしい．

- **スティルマン改良法**：Stillman modified method

  スティルマン法に歯面の清掃を加えた方法であり，歯肉を圧迫，振動後，ロール法の要領で歯冠方向に回転するように動かす方法である．スティルマン法に比べて清掃性に優れているが，操作はむずかしい．

- **ゴットリーブの垂直法**：Gottlieb vertical method

  歯ブラシの毛先を歯間部に食い込ませ，歯ブラシの毛の脇腹を歯肉に押しあて，上下左右に圧迫振動する方法である．歯周病の罹患者や歯間空隙の大きい人が対象となる．歯ブラシは，太めで疎毛のものを使用する．

表 2-2　歯ブラシの毛先を使う方法

ブラッシング法	操作性の難易度	プラークの除去効果	歯肉マッサージ効果	歯間部の清掃性	歯面の研磨・摩耗
水平法（横磨き法）	きわめてやさしい	普通	劣る	劣る	大きい
垂直法（縦磨き法）	普通	普通	劣る	やや劣る	大きい
スクラビング法（スクラブ法）	普通	普通	よい	普通	普通
フォーンズ法（描円法）	普通	普通	よい	普通	大きい
バス法	むずかしい	よい	よい	普通	少ない
1歯ずつの縦磨き法（IVM）	むずかしい	よい	劣る	よい	普通

歯ブラシの選択	歯面への歯ブラシのあて方	歯ブラシの使い方
・毛の硬さ： 　ふつう 　　～やわらかめ ・植毛：やや密毛		
・毛の硬さ： 　ふつう 　　～やわらかめ ・植毛：やや密毛	頰側面　舌側面 歯面に対し直角	
・毛の硬さ： 　ふつう 　　～やわらかめ ・植毛：やや密毛		
・毛の硬さ： 　ふつう 　　～やわらかめ ・植毛：やや密毛	唇側面	
・毛の硬さ： 　やわらかめ ・植毛：細く密毛	45度	
・毛の硬さ： 　ふつう 　　～やわらかめ ・植毛：やや密毛		

表 2-3 歯ブラシの毛の脇腹を使う方法

ブラッシング法	操作性の難易度	プラークの除去効果	歯肉マッサージ効果	歯間部の清掃性	歯面の研磨・摩耗
ローリング法（ロール法，回転法）	普通	やや劣る	やや劣る	やや劣る	少ない
チャーターズ法	むずかしい	よい	よい	よい	少ない
スティルマン法	むずかしい	劣る	よい	やや劣る	少ない
スティルマン改良法	むずかしい	普通	よい	よい	やや少ない
ゴットリーブの垂直法	むずかしい	よい	よい	よい	少ない

歯ブラシの選択	歯面への歯ブラシのあて方	歯ブラシの使い方
・毛の硬さ： 　ふつう 　　～ややかため ・植毛：疎毛		
・毛の硬さ： 　ふつう 　　～ややかため ・植毛：疎毛		
・毛の硬さ： 　ふつう 　　～ややかため ・植毛：疎毛		
・毛の硬さ： 　ふつう 　　～ややかため ・植毛：疎毛		
・毛の硬さ： 　かため ・植毛：太く疎毛		

3 電動歯ブラシ

　電動歯ブラシは，広く一般家庭に普及してきている．刷毛部の交換や歯ブラシの管理も簡便になり，持ち運びできるものもある．

　電動歯ブラシは，使用者が手用歯ブラシのように動かす必要がなく，歯ブラシの毛先が高速運動をするので，手用歯ブラシを上手に使いこなせない人や，矯正装置を装着している人などに適している．電動歯ブラシは歯面にブラシが届きやすくなるよう，手用歯ブラシに比べて頭部が小さくつくられているものが多い．電動歯ブラシは，使用法を誤ると歯肉や歯面に損傷をきたす恐れがあるので十分な注意が必要である．また，歯ブラシの振動が口腔粘膜に伝わることで，歯が磨けていると錯覚することもあるので，使用法を十分に理解して操作しなければならない．

電動歯ブラシの種類

　電動歯ブラシは，駆動の機構により3種類に分類され，いずれも内蔵されたモーターの回転運動や高速振動によって，歯ブラシの毛先を振動させて歯面に付着した汚れを除去する．

　電動歯ブラシには，歯ブラシのヘッドを3,000〜10,000回/分の振動をさせて磨く従来型電動歯ブラシ，周波数20〜20,000 Hzの音波でヘッドを12,000〜40,000回/分の振動をさせて磨く音波歯ブラシ，周波数1.6〜2 MHzの超音波でヘッドを1,600,000回/秒の振動をさせて磨く超音波歯ブラシがある．

　音波歯ブラシ，超音波歯ブラシは，刷毛の微振動が口腔内の水分に作用し小泡を発生させ，歯ブラシの毛先が接していない数ミリ先のプラークまで清掃効果が及ぶと報告されている．両者とも細菌の連鎖は破壊できるが，違いはプラークの成分である不溶性グルカンが破壊できるか否かである．音波歯ブラシは不溶性グルカンを破壊できないが，超音波歯ブラシでは破壊でき，より深部のプラークまで達すると報告されている．

■ 従来型電動歯ブラシ

　電動歯ブラシには，歯ブラシの形態や振動様式，毛束のカットの仕方にさまざまなものがあり，毛束が個々に動くもの，手用歯ブラシをホルダーに固定して使用するものなどがある．駆動はほとんどのものは充電方式で，携帯用は乾電池式が多い．

■ 音波歯ブラシ，超音波歯ブラシ

　音として人間に聞こえる範囲の周波数20〜20,000 Hzが「音波」であり，人間には聞き取れない高周波20,000 Hz以上のものが「超音波」である．音波歯ブラシにはリニアモーターが，超音波歯ブラシには超音波発生装置がヘッド部に搭載され，振動が口腔内の水分に作用し小泡が発生する．

　音波歯ブラシや超音波歯ブラシは充電方式で，歯ブラシ頭部の形態はさまざまであるが，刷毛部の大きさは小さめのものが多い．また，重さは軽く，把柄部は細めのものが多くなってき

ている．

電動歯ブラシの適用

① ブラッシングの習慣がなく，口腔内の清掃に関心の低い人：忙しい人，面倒な人など．
② 手用歯ブラシをうまく使いこなせない人：手の動きが不自由な高齢者など．
③ ブラッシングが下手な人：ブラッシング指導効果のない人など．
④ 動機づけとしての利用：ツルツル感，さっぱり感の体感．
⑤ 効率的にプラークを除去したい人．
⑥ 矯正装置を装着している人．
⑦ 歯周病のある人．

（松田裕子 編：改訂 歯ブラシ事典，p.63，学建書院，2012 より引用）

電動歯ブラシの選び方

　電動歯ブラシには，いろいろな様式のものがあるので，自分に合った使用しやすいものを選択する．たとえば，一般的に手が不自由な場合は重さが軽く把柄部が丸くて太いもののほうが持ちやすい．また，要介護者に介助者が口腔清掃する場合は過度な力が加わらないように把柄部が細いもの，誤嚥の可能性がある場合は吸引機能付きの電動歯ブラシを選択するとよい．電動歯ブラシは，高価であるので目的にあったものをよく吟味して選択する．できれば，専門家を交えて相談して選択するとよい．

■ 選び方のポイント

① 替えブラシが入手しやすい機種を選択する．
② 歯ブラシの頭部は，小さめで，奥（最後臼歯）まで届きやすいものを選ぶ．
③ 把柄部は，軽く，握りやすいものを選ぶ．
④ 毛の硬さは，ふつうかやわらかめのものを選ぶ．
⑤ 歯周ポケット内の清掃には，刷毛の軟らかいものが適している．
⑥ 細部の清掃には，ワンタフトブラシ型のものが適している．
⑦ 空隙の大きい歯間部の清掃には，歯間ブラシ型をしたものが適している．

電動歯ブラシの使い方

　電動歯ブラシには，それぞれに使用説明書が添付されているので，使用法を必ず確認して用いる．
　従来型電動歯ブラシや音波歯ブラシは，手用歯ブラシを使うように用いると，電動歯ブラシとしての機能がはたせないばかりか，歯や歯肉を傷つけることがある．一方，超音波歯ブラシは，手用歯ブラシを使うように動かさないと機能を発揮することができない．選択するものによって用法が異なるので注意が必要である．できれば，かかりつけの歯科医院などで正しい使い方の指導を受けるとよい．

■ 使い方のポイント
① 歯ブラシの刷毛部をよく湿らせる．
② 歯ブラシの毛先を歯頸部にあてて，スイッチを ON にする．
③ 過度な力を入れないように注意して，奥から前に 1 本ずつ丁寧にずらして磨く．
④ 磨き残しがないように順番を決めて清掃する．

■ 使用時の注意
① 従来型電動歯ブラシや音波歯ブラシは，1 歯ずつずらすだけで，手用歯ブラシのようには動かさない．
② 超音波歯ブラシは，手用歯ブラシを使う要領で軽く前後に小刻みに動かして磨く．
③ 歯磨剤は使用しなくてもよい．使用する場合は，電動歯ブラシ専用の歯磨剤を使うか，研磨剤の配合の少ない歯磨剤を選んで少量を使用する．
④ 歯間部の清掃は歯間清掃用具を併用する．電動歯ブラシだけでの清掃はむずかしい．
⑤ 歯や歯肉を傷つけることがあるので，3 分以上は使用しない．
⑥ 電気製品であるので，風呂場での使用はしない．
⑦ ペースメーカーを使用している場合は，誤作動することがあるので避ける．
⑧ 小児用の電動歯ブラシもあるが，振動が大きいので使用は避けたほうがよい．

電動歯ブラシの特徴

■ 長　所
① 使い方の練習をそれほどしなくても容易に使える．
② むずかしい操作を必要としない．
③ 短時間で歯磨きができる．
④ 手用歯ブラシでは届きにくい部分（歯間部や歯周ポケット内など）の清掃効果が期待できる．
⑤ 振動により，歯肉のマッサージ効果が得られる．
⑥ 身体にハンディキャップのある人でも使用できる．
⑦ 持ち運びが自由である．

■ 短　所
① 手用歯ブラシに比べて重い．
② 替えブラシも含めて値段が高い．
③ 音や振動が大きいので，慣れるまでに時間がかかる．
④ 充電や電池交換の手間がかかる．
⑤ 正しい使い方をしないと，歯や歯肉を傷つけることがある．
⑥ 機械の故障がある．
⑦ 漏電が考えられるので入浴しながら使用できない．

4 歯ブラシの保管と管理

歯ブラシは清潔な状態で保管しなければならない．刷毛部は，ぬれた状態のままにしておくと細菌が繁殖して不潔になりやすい．また，長期間使用していると刷毛の弾力性が落ちて劣化する．そのため，刷毛の素材としては水の浸透性が少なく，耐久性の強いナイロンが用いられている．

歯ブラシの保管と管理

歯ブラシの使用後は流水下で水洗いし，よく乾燥させて保管する．携帯用の歯ブラシなど，保管時にキャップを使用する場合にも，なるべく乾燥させてから収納するほうがよい（図 2-2）．

■ 歯ブラシの交換

歯ブラシは 1 か月に 1 度，長くても 3 か月に 1 度の交換が望ましい．

歯ブラシの毛先が広がったり，すり切れたり，弾力が失われた状態では，適切な清掃効果が得られない．また，そのような状態で使用すると歯肉を傷つけることもあるので，刷毛部の状態が変化する前に交換することが大切である（図 2-3）．

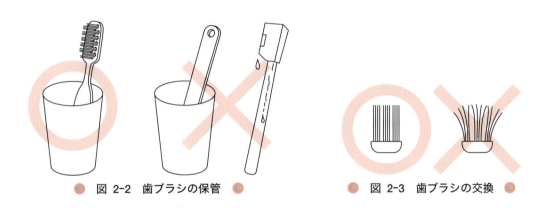

図 2-2 歯ブラシの保管　　　図 2-3 歯ブラシの交換

電動歯ブラシの保管と管理

電動歯ブラシは，歯ブラシ部分と電動部に分けられる．

■ 歯ブラシ部分

手用歯ブラシと同様，使用後は十分に水洗いし，乾燥させて保管する．

歯ブラシ部分は 3〜6 か月に 1 度の交換を推奨されているが，刷毛部の状態によって早めに交換することが必要である．刷毛の色の変化によって交換時期を示す製品もある．

■ 電動部

水気を嫌うので，使用後は水気や湿気に注意して保管することが大切である．

5 清掃補助用具

清掃補助用具とは，歯ブラシ以外の清掃用具の総称である．歯ブラシだけでは十分に清掃することができないところを，重点的に清掃するために用いる用具である．口腔内は複雑な形態をしており，歯ブラシだけで汚れを完全に取り除くことはむずかしい．清掃補助用具を使用することにより，容易に清掃効果を高めることができるので，必要なものを選択するとよい．

清掃補助用具は補助的に用いるというよりも，歯ブラシとともに口腔清掃には欠かせない用具である．歯頸部など磨き残しの多いところを先にタフトブラシで清掃し，そのあとに歯ブラシで清掃するように勧める指導法もある．

清掃補助用具の使用にあたっては，適正な補助用具の選択，正しい使い方を理解して，安全な使用を心がける必要がある．不適切な使用により歯肉を傷つけることがあるので，十分な注意が必要である．

清掃補助用具の適用

歯ブラシだけではプラーク除去が困難なところとして，歯間部（隣接面），歯列不正で凹凸のある部分（歯並びの悪いところ），歯頸部（歯と歯肉の境目），最後臼歯の遠心面などがあげられる．また，矯正装置や補綴物を装着するようになるとその周囲，歯の喪失に伴う孤立歯，要介護者の口腔清掃など，清掃補助用具はさまざまな口腔環境や場面で活用されている．

日常のブラッシングを強化するには，タフトブラシを用いると容易に清掃効果が得られる．また，歯間部は歯ブラシでは届きにくい場所なので，歯間空隙の大きさに合わせて，デンタルフロスや歯間ブラシを用いて清掃する．歯ブラシの使い方を工夫するよりも，清掃補助用具を用いたほうが容易である場合が多い．

清掃部位と清掃補助用具の選択

■ **歯間部**
- ▶ワンタフトブラシ
- ▶デンタルフロス，デンタルテープ
- ▶ガーゼテープ
- ▶歯間ブラシ
- ▶小歯ブラシ
- ▶歯間刺激子：トゥースピック（小楊枝），ラバーチップ，ラバーカップ（歯間部のマッサージと清掃にトゥースピック以外の歯間刺激子はほとんど使用されていない．また，現在，ラバーカップは市販されていない．）

- ■歯列不正（叢生）のあるところ（平滑面）
    - ▶ワンタフトブラシ
    - ▶小歯ブラシ（エンドタフトブラシ）
- ■歯頸部
    - ▶ワンタフトブラシ
    - ▶1列・2列の歯ブラシ
- ■最後臼歯の遠心面，孤立歯，補綴物の周囲
    - ▶ワンタフトブラシ
    - ▶デンタルフロス，デンタルテープ
    - ▶歯間ブラシ（歯間ブラシをインプラントのアバットメント周囲の清掃に用いる場合は，金属に傷をつけないように，ワイヤーにプラスチックコートされたものや，シリコーンゴム製のものがある．）
    - ▶小歯ブラシ（エンドタフトブラシ）
- ■矯正装置の周囲
    - ▶ワンタフトブラシ
    - ▶小歯ブラシ（エンドタフトブラシ）
    - ▶矯正用歯ブラシ
- ■舌（4章「4　舌苔」参照）
    - ▶舌ブラシ
    - ▶舌へら
- ■食物残渣や遊離プラークの洗浄
    - ▶口腔洗浄器
- ■義歯用清掃用具（4章「7　補綴物装着者：義歯」参照）
    - ▶義歯用ブラシ
    - ▶クラスプブラシ
- ■介護用清掃用具（3章「7　要介護者」参照）
    - ▶粘膜清掃用具：スポンジブラシ，くるリーナブラシ®，モアブラシ®，綿棒
    - ▶舌清掃用具：舌ブラシ，舌へら
    - ▶吸引機能付き歯ブラシ
    - ▶口腔清掃用具以外に必要な用具：フィンガーガード，ガーグルベースン，開口器，バイトブロック，口角鉤，吸引器など．

清掃補助用具の種類

デンタルフロス

　デンタルフロスは，歯間部や歯肉溝内の清掃のほか，隣接面う蝕の診査，歯石沈着の診査，隣接する歯の接触点（コンタクト）の診査に用いられる．

　デンタルフロスの糸はナイロン糸でできており，ワックスタイプ（waxed）と，アンワックスタイプ（unwaxed）のものがある．フロスには糸状とテープ状のものがあり，特殊なものとしては，水分に触れると膨らむもの，糸が間隔をおいて太めになっていて引っ張ると1本の糸になるもの，60 cmくらいの長さの糸で両先端をろうで固め，真ん中をスポンジ状のフィラメントで加工したスーパーフロスなどがある．糸は透明白色であるが，プラーク除去の様子がわかりやすいように黒糸でできた輸入品もある．

　そのほか，使いやすいように糸を張る機能を持たせたフロスホルダーや，すぐに使用できるように糸を張ったディスポーザブルタイプ（一般に市販されているものは，糸ようじと呼ばれている）のものがある．

■ 種類と特徴（図 2-4）
- ▶ワックスタイプ：ろうでおおわれているので，表面がなめらかで，ほつれにくい．
- ▶アンワックスタイプ：フロスを使用する際，歯面を擦過する感触が伝わりやすい．
- ▶デンタルテープ：デンタルフロスよりも幅が広く，多量のプラークをからめとる．
- ▶スーパーフロス：スポンジ状にフィラメントが加工してある．先端部が硬く加工されているのでブリッジのポンティック下部などに通しやすい．
- ▶ガーゼテープ：歯間空隙が広い隣接面や孤立歯，欠損部の隣接面の清掃に適している．また，口腔内に固定された補綴装置や支台歯の清掃にも適している．幅1～2.5 cm，長さ15～20 cmに切ったガーゼの両端を持ち，歯面に巻きつけて清掃する．ガーゼを2つ折りや3つ折りにしたり，細くねじると使いやすい（図 2-6）．

■ 使い方の分類

　デンタルフロスの使い方には，指巻き法，サークル法，フロスホルダーを使用する方法がある．指巻き法やサークル法の操作はむずかしいが，慣れると扱いやすい．うまくできない場合は，フロスホルダーを使用する方法を選択するとよい．

① 指巻き法：フロスを40～60 cmの長さに切り，両手の中指に糸を巻きつける方法である．

② サークル法：フロスを25～40 cmの長さに切り，フロスの両端を結んで輪をつくる方法である．

③ フロスホルダーを使用する方法：ホルダーに内蔵されたフロスを適当な長さに引き出してフロスを張って使う方法，40～50 cmくらいに切ったフロスをホルダーに巻きつけて使う方法，ディスポーザブルタイプのものを使う方法（図 2-7）がある．

　ホルダーを用いる方法はフロスが緩みやすい．とくに，ディスポーザブルタイプの市販品には，フロスが緩みやすく扱いにくいものが多い．フロスが緩むと不当な力を加え，歯肉を傷つけやすいので注意する．

デンタルフロス
　　フロススレッダー（ワックスで固めてある）
　　フィラメントブラシ（ナイロン繊維でスプリング状になっている）
　　アンワックスフロス

デンタルテープ

ガーゼテープ
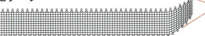
両端に耳がついている
幅1～2.5cm，長さ15cm程度に切ったもの

よったり折ったり結び目をつくって使う
ガーゼテープは，ガーゼの耳の部分を切って使うことができる

図 2-4　デンタルフロスの種類と特徴
（松田裕子ほか編：歯ブラシ事典―使い方から介護用品までなんでもわかる―，p. 84，学建書院，2011，一部改変）

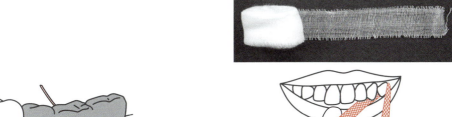

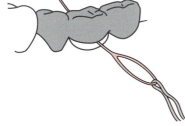

図 2-5　フロススレッダーの使い方

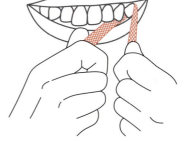

図 2-6　ガーゼテープの使い方

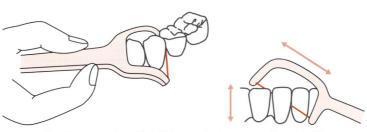

図 2-7　ホルダー付きデンタルフロスの使い方

■ **使い方のポイント**（図 2-8）
① 両手の指でフロスを固定する（指巻き法，サークル法）．
② 両手の人さし指でフロスを張り，指先の間隔が 1〜1.5 cm の距離になるように保つ（指巻き法，サークル法）．
③ フロスを歯軸に対して 45 度くらいに傾け，のこぎりを引くように動かしながら接触点を通過させる．乳頭歯肉を傷つけないように注意する．
　　ブリッジのポンティック下部やブラケット装置のワイヤーの下をくぐらせるときは，フロススレッダーを用いると通しやすい（図 2-5）．
④ フロスを歯面のカーブに合わせて圧接し，側面に沿って上下に 2〜3 回移動して両歯の隣接面を清掃する．歯肉溝内にフロスを移動するときは，歯肉縁に注意して静かに行う．
⑤ 糸を取り外すときは，入れるときと逆の操作で接触点に注意しながら外すか，片手を外して静かに引き抜く．
⑥ 次の歯間部に移動するときは，糸の使用した部分をずらし，新しい部分で操作をする．次の歯間部に細菌を移さないように注意する．ディスポーザブルのものを使用する場合は，プラークを移動させないように水洗いしながら使用するとよい．
⑦ デンタルフロスの使用後は口をすすぎ，除去したプラークを口腔外へ吐き出す．

■ **使用時の注意**
① デンタルフロス挿入時に強い力で接触点を通過させると歯肉を損傷する恐れがあるので，必ずのこぎりを引くように前後に移動させながら挿入する．
② 歯間部を移動するときは，使用済み部分をずらし，未使用の部分を用いて汚れを他の歯間部に移動させないように注意して清掃する．
③ 上顎の場合は親指と人差し指を使用すると操作が簡単である．
④ 歯肉を傷つけないように，鏡を見て場所を確認しながら使用する．
⑤ 糸が引っかかった場合は，無理に引っ張らないようにし，片手を外して静かに引き抜く．無理に引っ張ると，充填物や補綴物が外れることがある．また，歯石やう蝕があると糸が引っかかり，ほつれることもある．
⑥ 小児の口腔清掃にもデンタルフロスを使用する．本人ができない場合は，保護者が仕上げ磨きをするときに用いるとよい．
⑦ デンタルフロスの扱い方を誤ると歯肉を傷つけることがあるので，歯科衛生士や歯科医師に相談するとよい．

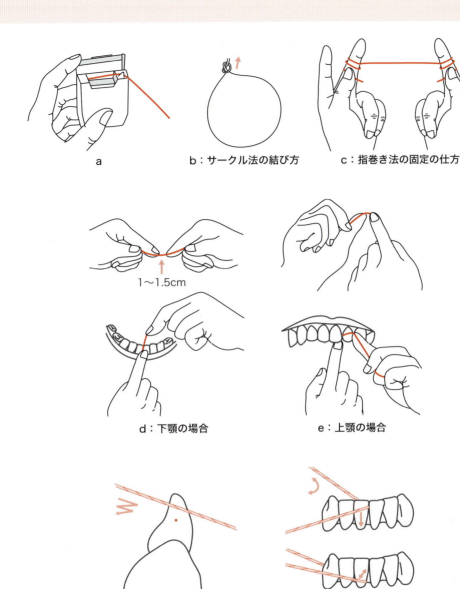

図 2-8 デンタルフロスの使い方

歯間ブラシ（インターデンタルブラシ）

　歯間ブラシは，ワイヤー（針金）にナイロン毛が巻きついた小さなブラシで，歯間空隙が広い場合は，デンタルフロスよりも歯間ブラシのほうが清掃しやすい．歯間ブラシは歯間部の清掃に用いるものであるが，そのほか，最後臼歯の遠心部，ブリッジのポンティック下部，孤立歯，矯正装置のブラケット部分の清掃などにも用いられる．

■ 種類と特徴
- ▶ハンドル部分の形態：カーブ型，ストレート型，アングル型がある（図 2-9a）．カーブ型はその形状から全歯で使いやすく，清掃部位を選ばず操作しやすい．
- ▶頸部の形態：I字型とL字型をしたものがある．I字型は前歯部を，L字型は臼歯部を清掃するのに操作がしやすい．ブラシの頸部（ワイヤー）は，折り曲げることができるので，使いやすいように折り曲げて使用するとよい（図 2-10c, d）．
- ▶ブラシの形態：シリンダー（円柱形）型，テーパード（円錐形，コーンタイプ）型，バレル（樽）型がある（図 2-9b）．
- ▶ブラシの太さ（サイズ）：SSS（3S）からLL（2L）までの6段階まであるものが多いが，SSSS（4S）までそろえたものもある．歯間ブラシは，歯間部の広さや形態に合わせ，無理なく動かせる太さのものを選択する．歯間ブラシが入らないところは無理をせず，デンタルフロスを用いる．
- ▶ブラシの材質：近年，ナイロン毛ではなくシリコーンゴムでできた歯間ブラシが市販されている．芯がワイヤーではないので補綴物や歯肉を傷つけずに操作でき，用途によっては有効に使用できるが，こしが弱いので使用しにくい場合もある．

■ 使い方のポイント（図 2-10）
① 鏡を見て操作する．
② 鉛筆を持つようペングリップで持つと操作しやすい．
③ 歯間ブラシを持った手の中指や人差し指を唇や顎に固定する．
④ 歯肉を傷つけないように斜めに向けて挿入する．
⑤ 挿入したら水平にして，歯面に沿わせて数回往復運動する．
⑥ 臼歯は外側（頰側）と内側（舌側，口蓋側）の両方から清掃する．
⑦ 挿入しにくいときは，頸部を折り曲げると入れやすい．
⑧ 使用後は水洗して乾燥させる．

■ 使用時の注意
① 歯間部の大きさに合った適切なサイズ（太さ）のものを選ぶ．
② 挿入するときに抵抗のないサイズのものを選ぶ．
③ 挿入方向を鏡で確認しながら使用する．
④ サイズの小さなものが入らない場合は，デンタルフロスを使用する．
⑤ 毛先が痛んだり，ワイヤーの曲がってしまったものは交換する．
⑥ ワイヤーを何度も折り曲げると折れるので注意する．
⑦ 歯科衛生士や歯科医師の指導を受けて使用するとよい．

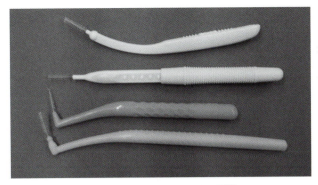

a：ハンドルの形態

シリンダー型　　　テーパード型　　　　バレル型
（円柱形）　　　（円錐形，コーンタイプ）　（樽型）

b：ブラシの形態

図 2-9　歯間ブラシの形態

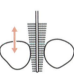 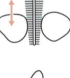 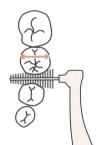 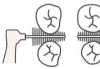

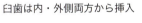

先端は歯冠方向　　まっすぐ動かす　　歯間部に挿入したら前後に動かす　　臼歯は内・外側両方から挿入

a：挿入時　　　　　　　　　　　b：操作・清掃時

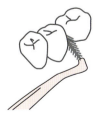 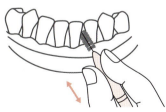 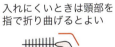

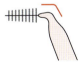

入れにくいときは頸部を
指で折り曲げるとよい

c：L字型　　　　　　d：I字型

図 2-10　歯間ブラシの使い方

2　オーラルヘルスケア用品の使い方

タフトブラシ

　タフトブラシとは，1つの毛束でできたブラシ，または小さないくつかの毛束が集合した状態のブラシである．歯ブラシでは大き過ぎて入りにくい部位の歯頸部や，最後臼歯の遠心面などの清掃に効果的である．補綴物や矯正装置の周辺，叢生部位や孤立歯などの清掃に適している（図 2-11）．

■種類と特徴
　　▶把柄部の形態：細めで丸みがある．
　　▶頸部の形態：長めで，外側あるいは内側にわずかに傾斜しているものが多い．
　　▶ブラシの形態：テーパー型（山型），平切り型（平型）などがある．
　　▶毛の長さ：短め，長めがある．
　　▶毛の硬さ：ソフト，ミディアム，ウルトラソフト（インプラント用）がある．

■使い方のポイント
　ペングリップで持ち，清掃部位にブラシをあて，歯の曲面に沿わせて動かす．

■使用時の注意
　① 過剰な力での清掃によって軟組織を傷つける恐れがあるので注意する．
　② 矯正装置などの金属部の隙間に無理矢理押し込むことによって毛束が割れて清掃しにくくなるので注意する．

歯間刺激子

　歯間刺激子には，木製，プラスチック製，ラバー製のものがあり，歯間乳頭歯肉のマッサージや歯間部の清掃に使用される（図 2-12）．

■トゥースピック（小楊枝）
　爪楊枝とは異なり，断面が二等辺三角形をしている楊枝である．その側面を利用して歯間隣接面をなぞるように清掃する．ただし，歯間部に十分な空隙が必要で，鋭い先端で歯肉を傷つけないよう注意が必要である．

■ラバーチップ
　弾力のある小円錐形のゴム片で，歯間乳頭部に挿入して圧迫，振動を加えて使用する．最近ではあまり使用されていない．

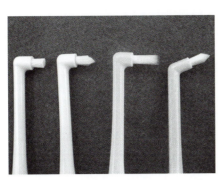
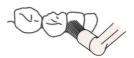
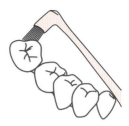

図 2-11　タフトブラシの使い方

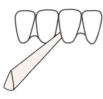
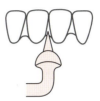

a：トゥースピック　　b：ラバーチップ

図 2-12　歯間刺激子

6 特殊なケア用品

ゴム製歯ブラシ

　ゴム製の歯ブラシは，歯肉の血行を促進し，歯肉の強化を目的として用いられる．

　図 2-13 は歯周治療時の歯肉のマッサージに用いられ，ブラシの先はシリコーンゴム製である．

　図 2-14 は乳歯用のゴム製ブラシで，発達段階に適した設計になっており，軟らかく細いブラシ面で，乳歯のエナメル質や歯肉を傷つけずに表面の汚れを落とすことができる．段階を経て歯ブラシに慣れるようになっており，第1段階（6か月ころ）は口の中に歯ブラシを入れる習慣づけを目的とし，ゴムのような軟らかい素材のブラシで，乳歯や歯肉を傷つけず汚れを落とすことができる．第2段階（8か月）は磨く習慣と動作の練習を目的とし，植毛ブラシへの移行を促す．第3段階（12か月～3歳）は奥まできちんと磨く練習を目的とし，植毛部はヘッドの厚みも薄く，軟らかくコシのある短めの極細毛が植立されている．あくまでも自分磨きのトレーニングでの使用を目的としているため，保護者の歯ブラシによる仕上げ磨きが必要である．

インプラント用歯ブラシ

　チタン表面とこれに接する軟組織境界面は傷つきやすいので，刷毛がやわらかめの歯ブラシを使用する．

　インプラントの一次手術直後は，インプラント体を埋入して縫合した歯肉や縫合糸の部分は，とくに不潔になりやすい．またアバット周囲に角化付着粘膜の量が少なく，解剖学的な条件が悪い場合や，上部構造の形態が複雑で歯ブラシが届きにくい部分には，ワンタフトタイプの歯ブラシを使用するとよい．二次手術後はインプラント部歯頸部の清掃が重要となる（図 2-15）．また，歯間部の清掃も重要であり，歯間ブラシは，ワイヤー部分がプラスチックやナイロンでコーティングされたものを選択し，歯間空隙に合ったサイズのものを使用して清掃する．大き過ぎるサイズを選択すると歯間空隙ができ，食片が圧入しやすくなるので注意が必要である．

　顎の骨に埋入されるインプラント体（フィクスチャー）の材質はチタンである．チタンは異種金属との接触により腐食が起こるといわれている．また，異種金属がこすれることによりガルバニック電流（銀紙やアルミホイルを噛んだときの嫌な感じ）が流れる．そのため，インプラント専用の歯間ブラシには，シャンクがプラスチックコーティングされているものや，ウレタンコートワイヤーを使用してガルバニック電流の発生を抑制するものなどがある（図 2-16，2-17）．

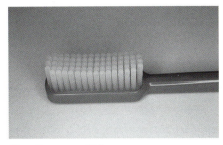

図 2-13 歯肉のマッサージ用歯ブラシ

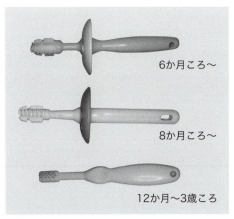

図 2-14 乳歯用のゴム製ブラシ

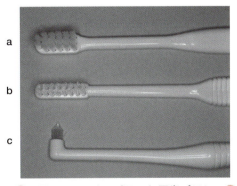

図 2-15 インプラント用歯ブラシ
a：一次手術の抜糸後のケアに使用
b：二次手術後の毎日のケアに使用
c：歯ブラシが届きにくい部位に使用

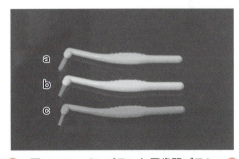

図 2-16 インプラント用歯間ブラシ
a：s の最小通過径は 1.2 mm
b：ss の最小通過径は 0.8 mm
c：us の最小通過径は 0.7 mm

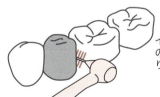

インプラント上部構造部の歯間部には汚れがたまりやすい

図 2-17 インプラント用歯間ブラシの使い方

粘膜用ブラシ

　粘膜用ブラシは，歯ブラシより毛先が軟らかく幅が広くなっている．義歯の接触している粘膜はプラークや細菌の繁殖によって炎症を起こすことがあるので，粘膜用ブラシでプラークなどを除去しながらマッサージを行う．やわらかめの毛を植毛しているので患者に負担のない清掃ができる．舌の麻痺がある場合には，リハビリのマッサージに用いるとよい．

　要介護者の口腔ケアに使用される，くるリーナブラシ®は，ブラシの部分が球状に設計されていて，口腔前庭や粘膜の汚れ，咽頭に付着した痰などを除去するのに適している．水やぬるめのお湯でぬらしてから使用する．柄がしなるため，硬縮した頬筋や口輪筋のストレッチにも使用できる．吸引用チューブ付きのものもあり，唾液や痰などの水分を吸引しながら口腔ケアが行えるので，誤嚥を防ぐことができる（図 2-18）．

　使用後は，水またはお湯でよく洗い，通常の歯ブラシと同様に立てるなどして乾燥できる状態で保管する．

スポンジブラシ

　スポンジブラシは，口腔ケア時の食物残渣の除去や粘膜の清掃に用いられる（図 2-19）．

　プラスチックの柄の先端にスポンジのついたものや，スポンジを指にはめて使用するタイプのものがある．スポンジブラシの凹凸は，歯の表面や舌などの汚れを効果的に取り除くことができる．平らな面は細かな汚れの除去や口腔湿潤剤などの塗布に使いやすい．

　使用方法は，スポンジ部分を水でぬらし，十分に水分を絞ったあと，スポンジブラシを口の奥まで入れて前方に向かって歯列方向に回転させながら清掃する．使用したスポンジブラシは使い捨てが原則である．

口腔洗浄器（表 2-4）

　口腔洗浄器は，ノズルの先端から噴射されるジェット水流によって口腔内を洗浄する．食物残渣の除去や歯肉のマッサージ効果がある．しかし，歯面に付着したプラークは除去できない．矯正装置やブリッジ，義歯の洗浄にも効果的である．

　ジェット水流が強いと，舌や頬粘膜，口底部などにあたった際に痛みが生じるので，水流調節や噴射方向に注意が必要である．歯磨きや粘膜清掃後の仕上げとしての使用が効果的である．チップを舌用につけ替えて舌苔(ぜったい)を清掃するタイプもある．

　うがいのできない要介護者にも使用可能であるが，水流が咽頭に流れ込むとむせや誤嚥の原因となるので，要介護者の体位やノズルの方向に注意して使用する．

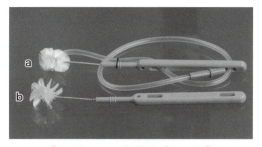

図 2-18 粘膜用ブラシ
a：吸引くるリーナブラシ®
　チューブを吸引機につないで使用
b：柄付くるリーナブラシ®

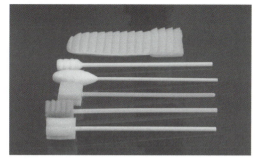

図 2-19 口腔ケア用スポンジブラシ

表 2-4 口腔洗浄器

商品名 (発売元)	ウォーターピックウルトラ（ヨシダ）	ジェットウォッシャードルツ EW-DJ75（パナソニック）	NEW ハイドロフロス（三ツ谷電機）
特　徴	約1,200回/分．噴射タンク容量600 mL（約5分使用可能）	約1,900回/分．噴射タンク容量600 mL（約180秒使用可能）．超音波水流でブラシの届きにくい部分の汚れを強力除去	約1,200回/分．噴射タンク容量800 mL．ウォータージェット水流で汚れを分解除去

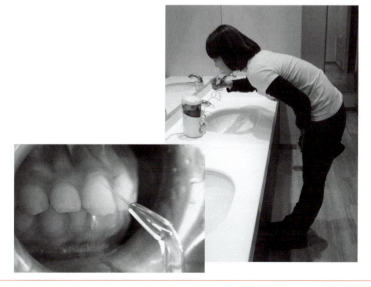

2 オーラルヘルスケア用品の使い方

7 歯磨剤

わが国の歯磨剤は医薬品，医療機器等の品質，有効性及び安全性の確保等に関する法律（旧薬事法）により，「化粧品」，「医薬部外品」および「医薬品」に分類される．化粧品としての歯磨剤は，研磨剤，湿潤剤，発泡剤，粘結剤，香味剤，保存料という基本成分からなる．基本成分のほかに，う蝕，歯肉炎，歯周病などを予防する薬用成分の配合されているものが医薬部外品の歯磨剤である．現在市販されている歯磨剤の約90％は薬用歯磨剤に分類される．医薬品の歯磨剤は，歯周病の症状緩和など，予防や治療効果が認められたものである．
歯磨剤を使用することで，プラーク除去効果が高くなることや，ブラッシング後のプラーク再付着を減少させることがいくつかの研究で報告されている．

歯磨剤の形状（表 2-5，図 2-20）

現在販売されている歯磨剤のほとんどがペースト状であるが，どの形状が優れているということはなく，それぞれの特徴を理解し，使いやすさと使用感（感触）などで選択する．
口の中での成分の広がりやすさは，液体，フォーム状，液状，ソフトペースト状の順で高い．

歯磨剤の使用量（図 2-21）

歯磨剤の使用量が多いほど薬効はあるが，多量に使用すると唾液分泌が促進され，長時間のブラッシングが困難となるので使用量を調節して使用する．小児用の歯磨剤のチューブの直径は，成人のものより小さく設計されている（フッ化物配合歯磨剤の使い方；p.58 参照）．

表 2-5 歯磨剤の形状

形 状	研磨剤	特 徴
ペースト状（練り状）	10～60％配合されている無配合のものや，ごくわずかしか配合されていないものもあるが，そのような歯磨剤を使用していると歯に色素沈着を起こすことがある	現在市販されている歯磨剤のほとんどがペースト状であるゲル状のものやソフトペースト状のものも販売されている
液 体	配合されていない	液体を歯ブラシにのせることはできないので，口に含んでから磨くか，洗口してから磨く
液 状	10～30％配合されている配合されていないものもある	液体より粘性があるので，歯ブラシにのせて磨くことが可能である
泡 状（フォーム状）	配合されていない	泡状のため，歯ブラシにのせて磨く
粉 状	配合性が高い	昭和40年（1965）ころまでは主流を占めていたが，現在では数少ない
ジェル状	研磨剤，発泡剤は含んでいない	細部まで届きやすく，停滞性もよい

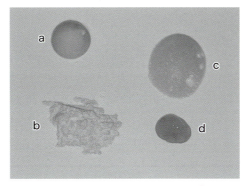

● **図 2-20 歯磨剤の形状** ●
a：ペースト（練り）状
b：粉　状
c：泡（フォーム）状
d：ジェル状

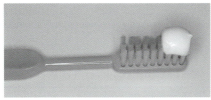

成人用歯ブラシ
（ヘッドの大きさ約 2 cm）

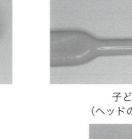

子ども用歯ブラシ
（ヘッドの大きさ約 1.5 cm）

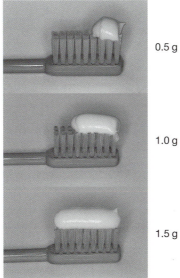

0.5 g

1.0 g

1.5 g

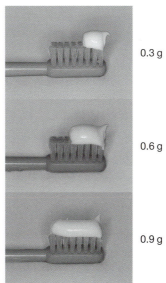

0.3 g

0.6 g

0.9 g

● **図 2-21 歯磨剤の量の目安** ●
フッ化物配合歯磨剤の年齢別応用量は 表 2-12（p. 57）参照．

歯磨剤の作用（表 2-6，2-7）

■ う蝕予防

　歯磨剤に配合されるフッ化物には，フッ化ナトリウム（NaF），モノフルオロリン酸ナトリウム（MFP），フッ化第一スズ（SnF_2）がある．フッ化ナトリウムはすばやく歯の表面で反応してう蝕予防効果を発揮するため健康な歯質のう蝕予防に効果的であり，モノフルオロリン酸ナトリウムは歯質の内部まで浸透するので，初期う蝕の再石灰化に効果的である．また，フッ化第一スズはスズによる殺菌効果が期待できる．

　歯磨剤にフッ化物を配合することで，低濃度のフッ素を供給できる．とくに歯磨剤は毎日使用するものであるため，う蝕予防の有効な手段となる．口腔内細菌とプラークおよび歯質へのアプローチが可能である．現在市販されているフッ化物配合歯磨剤の市場占有率は91％〔平成28年（2016）〕である．

■ 歯肉炎・歯周病予防

　歯肉炎や歯周炎では，歯周組織の炎症のため，発赤，腫脹，出血，排膿という症状が現れる．これらの症状を改善するための薬効成分として，塩化セチルピリジニウム（CPC），塩化ベンゼトニウム，クロルヘキシジンなどの殺菌剤をはじめ，グリチルリチン酸などの消炎剤やトラネキサム酸などの止血剤を配合することによって，歯肉炎や歯周病の症状を改善することができる．しかし深い歯周ポケットの場合，歯磨剤の有効成分が届きにくいため，歯周ポケット用の歯ブラシ（毛先が極細タイプのもの）を併用すると効果的である．

■ 口臭予防

　殺菌剤の配合されている歯磨剤は，食物残渣の腐敗防止に効果的であり，歯磨剤中の香料によりマスキング効果も得られる．しかし，歯磨剤による口臭予防は，プラークや食物残渣など，口腔内の汚れに起因する局所的な口臭に対しては有効であるが，内科疾患などに起因する口臭に対しては効果を発揮できない．

■ ホワイトニング

　ホワイトニングは，タバコのヤニやステインなどの有色性沈着物を除去し，歯本来の色を取り戻すことを目的としており，歯を切削したり，漂白して白くするということではない．

表 2-6 「歯みがき類」の効能と効果

化粧品である歯みがき類	医薬部外品である歯みがき類
・むし歯を防ぐ ・歯を白くする ・歯垢を除去する ・口中を浄化する ・口臭を防ぐ ・歯のヤニを取る ・歯石の沈着を防ぐ	・歯を白くする ・口中を浄化する ・口中を爽快にする ・歯周炎（歯槽膿漏）の予防 ・歯肉炎の予防 ・歯石の沈着を防ぐ ・「むし歯を防ぐ」または「むし歯の発生および進行の予防」 ・口臭の防止 ・タバコのヤニの除去 ・その他厚生労働大臣の承認を受けた事項

■ 知覚過敏予防

不適切なホームケアによって歯肉退縮を起こした部位に知覚過敏が発症する．乳酸アルミニウムには象牙細管を封鎖する効果があり，硝酸カリウムには歯髄への刺激を緩和する効果がある．

表 2-7 歯磨剤の成分と作用

機能		成分	作用
薬用成分	う蝕予防	フッ化物	歯垢中の酸産生抑制，再石灰化促進
		デキストラナーゼ	歯垢形成抑制酵素
	歯周疾患予防	クロルヘキシジン類 塩化セチルピリジニウム トリクロサン	歯垢中の細菌数抑制
		イソプロピルメチルフェノール	バイオフィルムへの浸透，殺菌
		トラネキサム酸 イプシロンアミノカプロン酸	抗炎症，抗プラスミン，止血
		グリチルリチン酸およびその塩類 リゾチーム	抗炎症，抗アレルギー
		酢酸 dl-α-トコフェノール	末梢血液循環促進
		塩化ナトリウム ヒノキチオール	収斂
		ポリリン酸ナトリウム ピロリン酸ナトリウム クエン酸亜鉛	歯石予防
	象牙質知覚過敏	乳酸アルミニウム 硝酸カリウム	結晶化による象牙細管のブロックおよび細胞外カリウムイオン濃度の増加による感覚神経活性低下
基本成分	研磨剤	リン酸水素カルシウム 水酸化アルミニウム 無水ケイ酸，炭酸カルシウム　など	歯の表面を傷つけずに，歯垢やステインなど，歯の表面の汚れを落とす
	湿潤剤	グリセリン ソルビトール プロピレングリコール　など	歯磨剤に適度の湿り気と可塑性を与える
	発泡剤	ラウリル硫酸ナトリウム	口中に歯磨剤を拡散させ，汚れを洗浄する
	粘結剤	カルボキシメチルセルロースナトリウム アルギン酸ナトリウム カラギーナン　など	液体と液体成分を結合させ，保形性や適度の粘性を与える（粉および液体歯磨剤には配合されていない）
	香味剤	サッカリンナトリウム，キシリトール メントール，ハッカ油，ミント類	香味の調和を図り，爽快感と香りをつけ，歯磨剤を使いやすくする
	保存料	パラベン類 安息香酸ナトリウム パラオキシ安息香酸メチル	変質を防ぐ
その他の成分	着色剤	法定色素　など	歯磨剤の外観を整える
	可溶化剤	ポリオキシエチレン酸化ヒマシ油　など	油性成分を可溶化させる
	溶剤	精製水 エタノール　など	

（埴岡隆 監修：歯科関連疾患の予防マニュアル～オーラルケア製品の解説～，法研，2007）

市販されている薬用歯磨剤

表 2-8 ① う蝕予防・歯周病予防用歯磨剤

商品名	発売元	薬用（有効）成分	フッ化物イオン濃度	特徴（表示）
Check-Up foam	ライオン歯科材	フッ化ナトリウム	NaF 950 ppm	・フッ素が再石灰化を促進し，う蝕の発生，進行を予防する ・研磨剤無配合で分散性に優れ，歯磨き後のうがいが簡単 ・対象 〜5歳，高齢者
Check-Up kodomo	ライオン歯科材	フッ化ナトリウム	NaF 950 ppm	・低研磨性（RDA60） ・低発泡ソフトタイプで長時間のブラッシングが可能 ・マイルドフルーツ3香味（アップル／グレープ／ストロベリー） ・対象 6〜14歳
Check-Up standard	ライオン歯科材	フッ化ナトリウム	NaF 1,450 ppm	・フッ化物高濃度配合 ・低研磨性（RDA60） ・低発泡，低香味で長時間のブラッシングが可能 ・高分散性ソフトペーストで口腔内のすみずみまでフッ素が広がる ・対象 15歳以上
クリニカ	ライオン	フッ化ナトリウム	NaF 950 ppm	・フッ化ナトリウムが石灰化を促進し，有効成分デキストラナーゼ酵素が歯垢を化学的に分解・除去
クリニカアドバンテージ	ライオン	フッ化ナトリウム PEG4000 ポリリン酸ナトリウム デキストラナーゼ ラウロイルサルコシンナトリウム	NaF 1,450 ppm	・フッ化物高濃度配合 ・高密着フッ素処方でう蝕の発生と進行を防ぐ ・再石灰化の促進 ・歯垢分解除去成分配合 ・殺菌成分が原因菌を殺菌し，う蝕・口臭予防 ・6歳未満への使用はしない
デンタークリアMAX	ライオン	モノフルオロリン酸ナトリウム ラウロイルサルコシンナトリウム	MFP 960 ppm	・ブラッシングで砕けて汚れを落とすクリーニング顆粒配合
デンターシステマ	ライオン	フッ化ナトリウム イソプロピルメチルフェノール ε-アミノカプロン酸	NaF 950 ppm	・バイオフィルム内部まで浸透殺菌し，歯ぐきの炎症を抑制
システマEX	ライオン	フッ化ナトリウム イソプロピルメチルフェノール ε-アミノカプロン酸 ラウロイルサルコシンナトリウム	NaF 1,450 ppm	・フッ化物高濃度配合 ・歯周病予防 ・歯ぐきの炎症抑制 ・6歳未満への使用はしない
システマハグキプラス	ライオン	フッ化ナトリウム アラントイン イソプロピルメチルフェノール トラネキサム酸	NaF 1,450 ppm	・フッ化物高濃度配合 ・歯肉活性化作用 ・抗炎症作用 ・う蝕予防

(表 2-8 ① つづき)

商品名	発売元	薬用（有効）成分	フッ化物イオン濃度	特徴（表示）
デントヘルスSP／無研磨ゲル	ライオン	トラネキサム酸 イソプロピルメチルフェノール 酢酸トコフェロール ラウロイルサルコシンナトリウム フッ化ナトリウム（無研磨ゲル） モノフルオロリン酸ナトリウム（SP） オウバクエキス（SP）	MFP（SP） NaF（無研磨ゲル） 1,450 ppm以下	・フッ化物高濃度配合 ・歯槽膿漏，歯肉炎を抑える薬用成分を配合 ・歯槽膿漏，歯ぐきの出血，口臭をトータルケア（SP） ・研磨剤無配合の薬用歯磨剤，歯ぐきの出血・退縮，口臭をトータルケア．炎症を伴う歯槽膿漏，露出した歯の根もとをやさしく磨ける（無研磨ゲル）
ガム・デンタルペースト	サンスター	フッ化ナトリウム 塩化セチルピリジニウム グリチルリチン酸ジカリウム	NaF 1,000 ppm以下	・殺菌後の歯周病菌の破片を吸着除去 ・歯周病と口臭の予防
ガム歯周プロケアペースト	サンスター	フッ化ナトリウム ニコチン酸トコフェロール β-グリチルリチン酸 塩化セチルピリジニウム 塩化ピリドキシン	NaF 1,450 ppm	・フッ化物高濃度配合 ・歯周病菌を殺菌，歯ぐきの血行を促進して歯周病を予防 ・6歳未満の小児には使用を控える
バトラーエフペーストα	サンスター	フッ化ナトリウム ラウロイルサルコシンナトリウム グリチルリチン酸ジカリウム	NaF 1,450 ppm	・フッ化物高濃度配合 ・エナメル質から象牙質まで再石灰化 ・歯肉炎・歯周炎予防 ・低研磨性で根面露出にも最適
オーラツーストライプペースト	サンスター	モノフルオロリン酸ナトリウム ラウロリルサルコシンナトリウム	MFP 1,000 ppm以下	・ミクロカルシウムパウダーが歯垢のもとを吸着除去 ・カルシウムの取り込みを促進して歯質強化
ガードハロー	花王	モノフルオロリン酸ナトリウム	MFP 1,000 ppm以下	・口腔内で溶けやすく，歯肉炎とう蝕を予防
クリアクリーン	花王	モノフルオロリン酸ナトリウム	MFP 1,000 ppm以下	・初期のう蝕の再石灰化を促進し，う蝕の発生と進行を抑制
クリアクリーンプレミアム	花王	フッ化ナトリウム 塩化セチルピリジニウム	NaF 1,450 ppm	・フッ化物高濃度配合 ・6歳未満の小児には使用を控える ・フッ素が歯に吸着しやすい処方
つぶ塩	花王	塩化ナトリウム モノフルオロリン酸ナトリウム β-グリチルレチン酸	MFP 1,000 ppm以下	・大粒球状塩配合．歯ぐきを引きしめ，歯周病による腫れや出血，口臭を防ぐ
ピュオーラ	花王	フッ化ナトリウム グリチルリチン酸ジカリウム 塩化セチルピリジニウム	NaF 1,000 ppm以下	・細菌の集合体にすばやく浸透・分散し，口中を浄化．歯の再石灰化の促進
ピュオーラGRAN	花王	モノフルオロリン酸ナトリウム グリチルリチン酸ジカリウム 塩化セチルピリジニウム	MFP 1,000 ppm以下	・歯ぐきの炎症を抑えて歯周病を予防

(表 2-8 ① つづき)

商品名	発売元	薬用（有効）成分	フッ化物イオン濃度	特徴（表示）
ディープグリーン	花王	モノフルオロリン酸ナトリウム β-グリチルレチン酸 塩化セチルピリジニウム アラントインクロルヒドロキシアルミニウム 酢酸トコフェノール	MFP 1,000 ppm 以下	・茶カテキンで歯ぐきを引きしめる ・歯槽膿漏・口臭を防ぐ
PROSPEC	ジーシー	フッ化ナトリウム グリチルリチン酸ジカリウム 塩酸クロルヘキシジン	NaF 900 ppm	・フッ化ナトリウムの働きで歯へのミネラル成分の取り込みを促進し，丈夫な歯をつくる
ルシェロペースト	ジーシー	フッ化ナトリウム グリチルリチン酸ジカリウム 塩酸クロルヘキシジン	NaF 900 ppm	・低研磨性，低発泡性 ・歯周病・う蝕の予防
キャナリーナ 100SY	ビーブランド・メディコ・デンタル	フッ化ナトリウム 塩化セチルピリジニウム	NaF 100 ppm	・歯を強くし予防するとともに，歯周病の予防や口臭を防止
キャナリーナ 900pw	ビーブランド・メディコ・デンタル	フッ化ナトリウム 塩化セチルピリジニウム	NaF 900 ppm	・歯質強化と口腔内細菌の殺菌で，成人で最も発生しやすい歯頸部を強化，う蝕と歯肉炎を予防
コンクール ジェルコート F	ウエルテック	フッ化ナトリウム 塩酸クロルヘキシジン（0.05%） β-グリチルレチン酸 ポリリン酸ナトリウム	NaF 950 ppm	・再石灰化を促進し，細菌増殖を抑制してう蝕の発生・進行を予防，歯石の原因を除去 ・発泡剤・研磨剤が無配合
コンクール リペリオ	ウエルテック	塩化ナトリウム	無配合	・表層タンパクを凝固することで組織内部における生体の修復を促し，歯肉炎・歯周炎を予防
アパガード リナメル	オーラルケア	薬用ハイドロキシアパタイト マクロゴール 400 ゼオライト ポリビニルピロリドン（PVP） β-グリチルレチン酸 塩化セチルピリジニウム	無配合	・プラークを吸着除去 ・傷ついた歯の表面を修復 ・初期う蝕の再石灰化
クリーンデンタル トータルケア／無研磨	第一三共ヘルスケア	イソプロピルメチルフェノール 塩化セチルピリジニウム β-グリチルレチン酸 ε-アミノカプロン酸 フッ化ナトリウム ゼオライト 塩化ナトリウム トコフェロール酢酸エステル マクロゴール 400 ラウロイルサルコシンナトリウム	NaF 1,400 ppm 以下	・フッ化物高濃度配合 ・殺菌，消炎作用とともに歯周病に伴い起こりやすい根面う蝕を防ぐ ・歯石沈着を予防

● 表 2-8 ② 知覚過敏予防用歯磨剤 ●

商品名	発売元	薬用(有効)成分	フッ化物イオン濃度	特徴(表示)
ラカルトニュー5	エスエス製薬	アルクロキサ クロルヘキシジングルコン酸塩 ポリリン酸ナトリウム	無配合	・歯槽膿漏・歯肉炎の予防 ・歯石の沈着を防ぎタバコのヤニを除去し歯を白くする ・口中を浄化する
アセス	サトウ製薬	カミツレチンキ ラタニアチンキ ミルラチンキ	無配合	・第3類医薬品 ・歯肉炎・歯槽膿漏の諸症状(出血、はれ、口臭、発赤、口のねばり、歯ぐきのむずがゆさ、歯ぐきからの膿)の緩和
ガム・メディカルペーストEX	サンスター	グリチルリチン酸ジカリウム セチルピリジニウム塩化物水和物 パンテノール	無配合	・第3類医薬品 ・歯肉炎・歯周炎による腫れ、出血に効く
Systemaセンシティブ	ライオン歯科材	モノフルオロリン酸ナトリウム 硝酸カリウム 乳酸アルミニウム イソプロピルメチルフェノール トラネキサム酸	MFP 960 ppm	・象牙細管を封鎖し、刺激の伝達を抑制する ・分散性のよいソフトペーストで歯根部などの口腔内にすみずみまで広がる ・低研磨、低発泡性
Check-Up rootcare	ライオン歯科材	フッ化ナトリウム 硝酸カリウム 塩化セチルピリジニウム	NaF 1,450 ppm	・フッ化物高濃度配合 ・研磨剤無配合、低発泡性、低香味 ・フッ素がエナメル質と象牙質のう蝕を予防し、コーティング剤PCAが根面露出の象牙質コラーゲンをコート ・高齢者に見やすいアクアブルーのジェル
デントヘルスしみるブロック	ライオン	トラネキサム酸 イソプロピルメチルフェノール 酢酸トコフェロール モノフルオロリン酸ナトリウム 硝酸カリウム 乳酸アルミニウム	MFP 1,450 ppm 以下	・フッ化物高濃度配合 ・歯槽膿漏、歯ぐきの出血、口臭をトータルケア ・歯の痛みの元から知覚過敏症状を防ぐ
クリニカアドバンテージNEXT STAGE	ライオン	フッ化ナトリウム デキストラナーゼ ラウロイルサルコシンナトリウム 硝酸カリウム	NaF 1,450 ppm	・フッ化物高濃度配合 ・高密着フッ素処方でフッ素が長く留まる ・知覚過敏による、しみる痛みを防ぐ ・コーティング剤PCAが歯の根元まで密着
クリーンデンタルしみないケア	第一三共ヘルスケア	イソプロピルメチルフェノール 塩化セチルピリジニウム β-グリチルレチン酸 ε-アミノカプロン酸 フッ化ナトリウム ゼオライト 塩化ナトリウム トコフェロール酢酸エステル マクロゴール400 ラウロイルサルコシンナトリウム 硝酸カリウム	NaF 1,400 ppm	・殺菌、消炎作用とともに歯周病に伴い起こりやすい根面う蝕も防ぐ ・歯石沈着も予防 ・歯がしみるのを防ぐ

● 表 2-8 ③ 寝る前（歯磨き後）に使用する歯磨剤（コートジェル）（う蝕ハイリスクのケア用）

商品名	発売元	薬用（有効）成分	フッ化物イオン濃度	特徴（表示）
シュミテクト	アース製薬（グラクソ・スミスクライン）	フッ化ナトリウム 硝酸カリウム	NaF 1,450 ppm	・フッ化物高濃度配合 ・硝酸カリウムが，知覚過敏で歯がしみる症状を予防
メルサージュヒスケア	松風	硝酸カリウム フッ化ナトリウム β-グリチルレチン酸 ポリエチレングリコール400 乳酸アルミニウム	NaF 1,450 ppm	・フッ化物高濃度配合 ・知覚過敏の症状を防ぐ ・着色性の汚れを除去
Check-Up gel	ライオン歯科材	フッ化ナトリウム 塩化セチルピリジニウム	NaF ①500 ppm ②950 ppm ③1,450 ppm	・研磨剤無配合，低発泡性のソフトジェル ・ライフステージに応じた3種類，5香味 ①〜5歳：バナナ味 ②6歳以上：レモンティー味／グレープ味／ピーチ味 ③成人：ミント味，フッ化物高濃度配合
Home gel	オーラルケア	0.4％フッ化第一スズ	SnF_2 970 ppm	・う蝕の発生および進行を予防し，口腔内を爽快にする ・発泡剤無配合
スタンガード	白水	0.4％フッ化第一スズ	SnF_2 970 ppm	・う蝕の発生，進行の予防
モンダミンKid's／Jrフッ素仕上げジェル	アース製薬	フッ化ナトリウム グリチルリチン酸ジカリウム 塩化セチルピリジニウム	NaF 136 ppm（Kid's） 950 ppm（Jr）	・研磨剤無配合，低発泡性 ・歯の表面を修復してう蝕を予防
レノビーゴ	ゾンネボード製薬	フッ化ナトリウム グリチルリチン酸ジカリウム	NaF 100 ppm	・研磨剤・発泡剤無配合の液体（スプレー）

● 表 2-8 ④ ホワイトニング用歯磨剤（汚れを落として歯を白くする）

商品名	発売元	薬用（有効）成分	フッ化物イオン濃度	特徴（表示）
ザクトライオン	ライオン	ポリエチレングリコール	無配合	・ヤニを落とす成分とミクロ粒子の働きで歯についたヤニやコーヒー，お茶などの着色を落とす
薬用APホワイト	サンスター	ポリエチレングリコール-8 モノフルオロリン酸ナトリウム ニコチン酸トコフェノール イソプロピルメチルフェノール	MFP 1,000 ppm	・タバコのヤニを溶かして除去する ・ビタミンが血行を促進して健康な歯ぐきを保つ ・ハイドロキシアパタイトで歯をつややかにする
ラーク	サンスター	ポリエチレングリコール-8 モノフルオロリン酸ナトリウム 酢酸トコフェノール	MFP 1,000 ppm 以下	・ヤニ除去剤ポリエチレングリコールが歯についたタバコのヤニを溶かして除去 ・薬用成分ビタミンEが歯ぐきの血行を促進する

● 表 2-8 ⑤ PMTC 用歯磨剤 ●

商品名	発売元	薬用（有効）成分	フッ化物イオン濃度	特徴（表示）
アパガード	サンギ	薬用ハイドロキシアパタイト マクロゴール 400 ゼオライト β-グリチレチン酸 塩化セチルピリジニウム	無配合	・ナノ粒子薬用ハイドロキシアパタイトが歯垢を除去 ・エナメル質から溶け出した歯の主成分を補給し，歯のミネラル欠損部を修復・再石灰化
コンクールクリーニングジェル〈PMTC〉	ウエルテック	モノフルオロリン酸ナトリウム イソプロピルメチルフェノール ポリリン酸ナトリウム	MFP 1,000 ppm 以下	・バイオフィルム，ステイン除去 ・歯の耐酸性の向上と再石灰化による歯質強化 ・歯への負担を抑えながら効果的に歯の汚れを除去
DC プロフィーペーストグラッシ	ヨシダ	フッ化ナトリウム	NaF 950 ppm	・ステインの除去（RDA21）
ポリッシングペースト	ビーブランドメディコデンタル	フッ化ナトリウム	NaF 900 ppm	・歯を白くする ・むし歯の発生および進行の予防 ・タバコのやにの除去
メルサージュクリアジェル	松風	フッ化ナトリウム 塩化セチルピリジニウム イソプロピルメチルフェノール β-グリチルレチン酸	NaF 1,450 ppm	・う蝕の発生および進行抑制 ・歯周病と口臭予防 ・消炎効果

● 表 2-8 ⑥ 電動歯ブラシ，歯間ブラシ用歯磨剤 ●

商品名	発売元	薬用（有効）成分	フッ化物イオン濃度	特徴（表示）
システマ薬用歯間用ジェル	ライオン	イソプロピルメチルフェノール 塩化セチルピリジニウム グリチルレチン酸	無配合	・薬用成分が歯間部にとどまり，歯周病の発症部位を集中してケア
ガム・デンタルジェル電動ハブラシ用	サンスター	フッ化ナトリウム 塩化セチルピリジニウム グリチルリチン酸ジカリウム	NaF 1,000 ppm 以下	・殺菌後の歯周病菌の破片も吸着・除去
音波＆電動歯ブラシ用歯磨きペースト	ジーシー	フッ化ナトリウム グリチルリチン酸ジカリウム 塩酸クロルヘキシジン	NaF 900 ppm	・低研磨・低発泡・低香味
ルシェロポイントケアジェル	ジーシー	乳酸アルミニウム ポリリン酸ナトリウム フッ化ナトリウム 塩化セチルピリジニウム β-グリチルレチン酸	NaF 950 ppm	・歯間を集中的にケアする薬用ジェル

※市販のほとんどの歯磨剤は，薬用歯磨剤（医薬部外品）である．
化粧品の歯磨剤として，エチケットライオン（ライオン），オーラツープレミアムクレンジングペースト（サンスター）などがあり，舌清掃用としてルミノソタンクリーニングジェル（フィード），NONIO 舌専用クリーニングジェル（ライオン）などがある．

8 洗口液（剤）

　洗口液は，口腔内の洗浄・消毒を目的とする液体で，口の中をすすぐために用いられる．1990年代から需要が増加し，歯ブラシと歯磨剤を用いての歯磨き以外に，洗浄や口臭予防を目的として用いる人が増えている．

　洗口液の組成は基本的には歯磨剤と変わらないが，歯磨剤の特徴的な基材である研磨剤と粘液剤を含んでいない．発泡剤も含まないものもあり，最近では刺激の少ないノンアルコールタイプのものが増えている．

　医薬品，医療機器等の品質，有効性及び安全性の確保等に関する法律（旧薬事法）では，「化粧品」，「医薬部外品」，「医薬品」に分類されている（表2-10）．化粧品の洗口液は薬用成分を含まないため，おもに口中浄化を目的とする．医薬部外品の洗口液は殺菌剤などの薬用成分が配合され，細菌の増殖を阻止する，プラークの病原性を減弱させるなどの効果が期待できる．同法の規定により，化粧品・医薬部外品の洗口液は，フッ化物の配合を認められていないため，う蝕予防効果は期待できないが，医薬品としてフッ化物を配合して，う蝕予防を目的とした洗口液が市販されている．

　フッ化物配合の洗口液には，歯科医師の処方に基づき使用する医療用医薬品と，薬局やドラッグストアで購入できる要指導医薬品がある．要指導医薬品は，薬剤師による書面を用いた情報提供に基づく指導が義務づけられているため，インターネットで購入することはできない．

　市場の拡大により多くの洗口液が販売されているが，商品名が紛らわしいのが現状である．

洗口液に配合される殺菌成分

- ▶グルコン酸クロルヘキシジン：プラークの沈着と歯肉炎の軽減に有効であることが確認されているが，ショックを引き起こす可能性が高い．そのため，わが国では粘膜への使用は禁止されているが，洗口液として使用する場合は0.1％を上限とし使用できる．長期連用によって歯や粘膜の着色，味覚障害などを生じることがある．
- ▶塩化セチルピリジニウム（CPC）：合成殺菌剤で，微生物の細胞膜の透過性を変化させることによって殺菌作用を示す．歯肉炎やプラーク付着の抑制に効果がある．
- ▶トリクロサン：フェノール系化合物で，歯磨剤や洗口液だけでなく，デオドラント製品や石けんなど多くの日用品にも配合されている．歯磨剤においては，他の成分による不活性化が低いため配合適正に優れている．

洗口液（マウスウォッシュ）と液体歯磨剤（デンタルリンス）の違い

　洗口液と液体歯磨剤の組成は同じであるが，その使用方法に違いがある（表2-9）．

　洗口液は口腔内に適量（約10 mL）を含んで洗口し，吐き出す．それに対して，液体歯磨剤は適量を口に含んですすいだあと吐き出し，ブラッシングを行う．

表 2-9 洗口液と液体歯磨剤

分類	使用法	化粧品	医薬部外品	医薬品
洗口液（マウスウォッシュ）	適量（約10 ml）を口に含み，洗口してから吐き出す	・口中を浄化する ・口臭予防 ・口中を爽快にする 基本成分のみで構成されている	・歯を白くする ・口中を浄化する ・口中を爽快にする ・歯周病予防 ・歯肉炎の予防 ・歯石の沈着を防ぐ ・う蝕予防 ・口臭予防 配合成分により上記の効果が得られる	一般的に含嗽剤といわれるもので，咽頭炎，口腔内の殺菌・消毒，消炎などを目的としている
液体歯磨剤（デンタルリンス）	適量を口に含み，洗口して吐き出したのちに，歯ブラシによるブラッシングを行う	・う蝕予防 ・歯垢除去 ・歯を白くする ・歯石の沈着を防ぐ ・口中を浄化する ・口中を爽快にする 基本成分のみで構成されている	・歯を白くする ・口中を浄化する ・口中を爽快にする ・歯周病予防 ・歯肉炎の予防 ・歯石の沈着を防ぐ ・う蝕予防 ・口臭予防 配合成分により上記の効果が得られる	

市販されている洗口液

表 2-10 ① 洗口液（マウスウォッシュ）

薬事区分	商品名	発売元	薬用（有効）成分	特徴
医療用医薬品	check up フッ化ナトリウム洗口液 0.1%	ライオン歯科材	フッ化ナトリウム（NaF）450 ppm	う蝕予防
	フッ化ナトリウム洗口液 0.1%	ジーシー	フッ化ナトリウム（NaF）450 ppm	う蝕予防
	ネオステリングリーンうがい液 0.2%	日本歯科薬品	ベンゼトニウム塩化物	陽イオン界面活性剤，芽胞のない細菌，カビ類に抗菌性を示し，殺菌作用がある
第1類医薬品	エフコート	サンスター	フッ化ナトリウム（NaF）225 ppm	対象4歳以上 フッ化ナトリウムによりエナメル質の石灰化を促進し，歯質を強化するとともに耐酸性の向上
	クリニカフッ素メディカルコート	ライオン	フッ化ナトリウム（NaF）225 ppm	対象4歳〜成人 1日1回の使用でフッ素がすみずみまで行きわたり，歯を強くするう蝕予防薬
第3類医薬品	アセス液	サトウ製薬	カミツレチンキ ラタニアチンキ ミルラチンキ	歯肉炎や歯周炎の原因となる嫌気性菌に対して抗菌力を発揮
医薬部外品（指定医薬部外品）	Systema SP-T メディカルガーグル	ライオン歯科材	セチルピリジニウム塩化物水和物（CPC） グリチルリチン酸ジカリウム l-メントール チョウジ油	CPC配合の含漱剤 口臭予防 口腔内やのどを殺菌・消毒・洗浄し，殺菌力に優れている

(表 2-10 ① つづき)

薬事区分	商品名	発売元	薬用（有効）成分	特　徴
医薬部外品	クリニカ クイックウォッシュ	ライオン	デキストラナーゼ	磨けないときにすすぐだけで酵素の力で歯垢を分解除去
	NONIO マウスウォッシュ	ライオン	塩化セチルピリジニウム	口臭予防 口臭原因菌を殺菌，菌の増殖を抑制，長時間口臭の発生を防ぐ
	Systema 薬用デンタルリンス	ライオン 歯科材	イソプロピルメチルフェノール ε-アミノカプロン酸 ラウロイルサルコシンナトリウム	歯周病予防 歯周病リスクの高い方に最適なリキッドタイプ
	ガム・ナイトケアリンス	サンスター	塩化セチルピリジニウム トラネキサム酸	歯周病予防 就寝前の仕上げ剤，翌朝の口臭・ネバツキを防ぐ
	バトラー CHX 洗口液	サンスター	グルコン酸クロルヘキシジン（0.05％）	歯周病予防 歯周病菌を殺菌 う蝕予防，口臭予防
	薬用ピュオーラ 洗口液	花王	塩化セチルピリジニウム	口臭と歯肉炎予防 3つ（ネバつき，口臭，歯肉炎）の歯周トラブルケア
	薬用クリアクリーン デンタルリンス	花王	塩化セチルピリジニウム	仕上げすすぎで歯垢の付着を防ぐ
	LISTERINE オリジナル／クールミント／フレッシュミント／クールミントゼロ	ジョンソン＆ジョンソン	1, 8 シネオール チモール サルチル酸メチル l-メントール	殺菌効果成分が配合，バイオフィルムに浸透して殺菌
	コンクール F	ウエルテック	グルコン酸クロルヘキシジン グリチルリチン酸アンモニウム	グルコン酸クロルヘキシジンの高い殺菌力が持続
	モンダミン プレミアムケア	アース製薬	セチルピリジニウム塩化物水和物（CPC） トラネキサム酸 グリチルリチン酸ジカリウム	う蝕予防，歯肉炎予防，出血予防，口臭予防，歯垢付着予防，口中浄化，口中爽快
化粧品	オーラツー プレミアム ブレスフレグランス マウスウォッシュ	サンスター		フレグランス発想のフレーバーで，口中に香りが広がる トロミのあるしっとりタイプ，味は2種
	オーラツーミー ブレス＆ステインクリアマウスウォッシュ	サンスター		着色やニオイのもとを洗浄しクリアな息にする ノンアルコール，味は3種
	モンダミン	アース製薬		食べかすやミクロの汚れ，ネバネバを洗浄

表 2-10 ② 液体歯磨剤

薬事区分	商品名	発売元	薬用（有効）成分	特徴
医薬部外品	システマ EX デンタルリンス	ライオン	ラウロイルサルコシンナトリウム イソプロピルメチルフェノール ε-アミノカプロン酸	歯肉炎予防 歯周病菌を浸透殺菌し，菌をよせつけない レギュラータイプ／ノンアルコールタイプ
	デントヘルス 薬用デンタルリンス	ライオン	グリチルリチン酸ジカリウム イソプロピルメチルフェノール トラネキサム酸 アラントイン	歯槽膿漏予防
	クリニカ アドバンテージデンタルリンス	ライオン	塩化ベンゼトニウム 塩化セチルピリジニウム	う蝕予防
	クリニカ Kid's デンタルリンス	ライオン	塩化セチルピリジニウム	子供用 う蝕，口臭，歯肉炎の予防
	ガム・デンタルリンス	サンスター	塩化セチルピリジニウム グリチルリチン酸ジカリウム 塩化ベンザルコニウム	歯周病菌を殺菌
	ガム歯周プロケア デンタルリンス	サンスター	塩化セチルピリジニウム 酢酸トコフェロール β-グリチルレチン酸	歯周病を原因から防ぐ
	クリアクリーン ホワイトニングデンタルリンス	花王	ポリエチレングリコール 600	歯の着色を浮かせて落とす アップルミント
	薬用ピュオーラ ナノブライト	花王	塩化セチルピリジニウム モノフルオロリン酸ナトリウム	う蝕，口臭，歯肉炎の予防 沈着汚れをナノレベルまで落とす
	ディープクリーン	花王	アラクロキサ 塩化セチルピリジニウム 酢酸トコフェロール β-グリチルレチン酸	歯槽膿漏，口臭，歯肉炎の予防
	LISTERINE トータルケアプラス／トータルケアゼロプラス	ジョンソン＆ジョンソン	塩化亜鉛 イソプロピルメチルフェノール	う蝕から歯石までまとめてケア トータルゼロケアはノンアルコールで低刺激
化粧品	LISTERINE ホワイトニング	ジョンソン＆ジョンソン		歯の着色を浮かせて落とす

表 2-10 ③ 口中清涼剤

薬事区分	商品名	発売元	薬用（有効）成分	特徴
医薬部外品	アクアバランス 薬用マウススプレー	ライオン歯科材	l-メントール	口臭予防 ノンアルコール
	オーラツーミー マウススプレー	サンスター	l-メントール	口臭予防
	NONIO マウススプレー	ライオン	l-メントール	口臭予防

9 フッ化物の応用

歯磨剤に配合されているフッ化物

　国内で生産されている歯磨剤には，モノフルオロリン酸ナトリウム（MFP）とフッ化ナトリウム（NaF）を配合することが承認されており，輸入製品としてフッ化第一スズ（SnF_2）が配合されたものもある．

　フッ化ナトリウムには即効性があり，エナメル質表層で高い耐酸性がある．また，モノフルオロリン酸ナトリウムはエナメル質深部まで浸透して耐酸性層を形成する．一方，フッ化第一スズはハイリスク患者に有効である．どの種類のフッ化物であってもう蝕予防効果に差はないが，研磨剤との適合性が関係する（表 2-11）．

　従来フッ化物イオン濃度は 1,000 ppm（0.10％）以下と規定されていたが，これを超えて 1,500 ppm（0.15％）を上限としたフッ化物を配合する薬用歯みがき類が医薬部外品として承認された（図 2-22）．これを受けて，厚生労働省は 2017 年 3 月 17 日「フッ化物を配合する薬用歯みがき類の使用上の注意について」という通知文を出し，6 歳未満の場合は，1,000 ppm 以上の濃度のものは使用を控えることや，1,000 ppm を超える歯磨剤は，6 歳未満の子どもの手の届かないところに保管することの注意喚起を示した（p.59 コラム参照）．

フッ化物配合歯磨剤の予防効果

　フッ化物配合歯磨剤は，歯科医院専売のものと一般用（ドラッグストアなどで販売）がある．一般用の歯磨剤にはフッ化物イオン濃度の低濃度のものや記載のないものもあるが，歯科医院専売の歯磨剤には表示があり，高濃度のものが販売されている（表 2-8 参照）．

　う蝕予防効果が期待できるフッ化物イオン濃度は，500 ppm 以上とされており，その濃度はどの年齢においても高いほうがよい．フッ化物イオン濃度が高いほど長時間にわたり唾液中の濃度が高まるため再石灰化が促進される．フッ化物配合歯磨剤のう蝕予防効果は約 15〜30％といわれ，小児だけでなく，高齢者の根面う蝕の予防にも効果的である．

フッ化物配合歯磨剤の安全性

　フッ化物配合歯磨剤の使用は，歯磨剤を使って飲み込まずにブラッシングができること，うがいができることを目安にする．3〜5 歳児のフッ化物配合歯磨剤の口腔内残留量率は，わが国の調査では 12.5％と報告されている．1,500 ppm の歯磨剤を 1 回 0.25 g（エンドウ豆大），1 日 3 回使用したとしても口腔内残留量は 0.1 mg 未満であり，急性中毒の問題はない．

表 2-11 歯磨剤における有効なフッ化物と研磨剤の組み合わせ

フッ化物	組み合わせ可能な研磨剤
モノフルオロリン酸ナトリウム	すべての研磨剤
フッ化ナトリウム	ピロリン酸カルシウム 不溶性メタン酸ナトリウム 無水ケイ酸
フッ化第一スズ	ピロリン酸カルシウム 不溶性メタン酸ナトリウム 無水ケイ酸

(可児瑞夫 監修:歯科衛生士別冊 これ一冊でわかるフッ化物の臨床応用,クインテッセンス出版,1996)

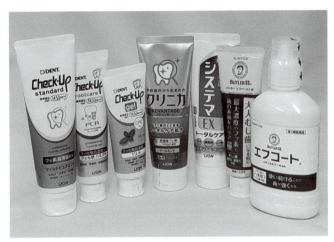

図 2-22 フッ化物高濃度配合歯磨剤とフッ化ナトリウム洗口液

フッ化物配合歯磨剤の選択

　歯磨剤の形状には,フォーム状,ジェル状,ペースト状などがある.保護者による寝かせ磨きやダブルブラッシングのセカンドブラッシングにはフォーム状やジェル状のものが適している.ダブルブラッシングとは,1回目は歯磨剤を使用しないでプラークを除去し,洗口後,セカンドブラッシングとしてフッ化物配合歯磨剤を使用してブラッシングすることをいう.ペースト状のものは保護者による立たせ磨きや自立磨きに適している.

　しかし,う蝕予防を目的としたフッ化物配合歯磨剤を選択している人が少ないため,歯科衛生士は,フッ化物イオン濃度が 500 ppm 以上のう蝕予防効果のあるものを選択できるようアドバイスすることが必要である.

フッ化物配合歯磨剤の使い方

　フッ化物配合歯磨剤の使用における歯科衛生士の役割は，患者のリスクを把握し，リスクに対して有効な成分を選択したうえで，効果的な使い方をアドバイスすることにある．

　再石灰化に有効なフッ化物の口腔内保持時間を確保するためには，適量を歯ブラシにつけて磨くことが必要となる（**表 2-12**，**図 2-23**）．年齢に応じた使用量・フッ化物イオン濃度で使用すること，少量の水でうがいをすることをアドバイスして，正しい使い方を説明する．就寝前が効果的で，乳幼児は仕上げ磨き時に保護者が行うようにする．

■ 推奨される効果的な使用法
① 歯ブラシに **表 2-12** に示した年齢に応じた量の歯磨剤をつける．
② 磨く前に歯磨剤を歯面全体に広げる．
③ 2〜3分間歯磨剤による泡立ちを保つような歯磨きをする（歯磨き方法にはこだわらない）．
④ 歯磨剤を吐き出す．

表 2-12　フッ化物配合歯磨剤の年齢別応用量

年　齢	使用量		フッ化物イオン濃度
6か月（歯の萌出）〜2歳	幼児の切った爪程度の少量		500 ppm（泡状歯磨剤ならば 1,000 ppm）
3歳〜5歳	5 mm 以下		500 ppm（泡状または MFP 歯磨剤ならば 1,000 ppm）
6歳〜14歳	1 cm 程度		1,500 ppm
15歳以上	2 cm 程度		1,500 ppm

6か月（歯の萌出）〜2歳の時期は仕上げ磨きに保護者が行う．使用量はペースト状の歯磨剤を想定．
（フッ化物応用研究会 編：う蝕予防のためのフッ化物配合歯磨剤応用マニュアル，社会保険研究所，2007 より改変）

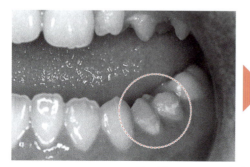 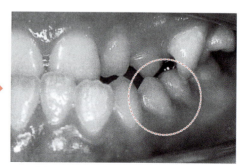

図 2-23　CO におけるフッ化物の効果
（宮城県 浅沼慎先生のご好意による）

⑤ 10～15 mL の水を口に含む．
⑥ 5 秒間程度ブクブクうがいをする．
⑦ 洗口は 1 回のみとし，吐き出したあとはうがいをしない．
⑧ その後 1～2 時間程度は飲食をしないことが望ましい．

　さらに，フッ化物配合歯磨剤を用いたブラッシング回数は，1 日 2～3 回と頻度が高いことが望ましい．

（日本口腔衛生協会，フッ化物応用委員会 編：フッ化物応用の科学，口腔保健協会，2010 より引用）

フッ化物配合洗口液の使い方

　ホームケアとして使用できるフッ化物配合の洗口液には，調整の必要がない液体タイプのものがある（表 2-10 参照）．一度に口に含む量は年齢や口腔の状況により考慮し，通常 4～5 歳で 5 mL，6 歳以上で 7～10 mL を目安とする．

■ 推奨される効果的な使用法
① 使用前に歯を磨くか口をすすぐ．
② 洗口液は一度に口に含む．
③ 下を向きブクブクうがいを 30～60 秒行う．
④ 洗口後は口腔内の液を十分に吐き出す．
⑤ 使用後は口をすすがず，30 分間の飲食を禁止する．

コラム

歯磨剤のフッ化物イオン濃度の上限が 1,500 ppm に

　現在，わが国の歯磨剤の 90％以上はフッ化物配合歯磨剤になっている．健康日本 21（第 1 次）の目標にも「学齢期におけるフッ化物配合歯磨剤の使用の増加」で 2010 年までに 90％以上にするという行動目標が立てられ予防の拡大となった．

　歯磨剤に配合されるフッ化物イオン濃度の上限は，わが国では 1,000 ppm に制限されていたが，2017 年 3 月 17 日に濃度 1,500 ppm を上限とする高濃度のフッ化物を配合する薬用歯みがき類が医薬部外品として承認された．

　その背景には，フッ化物配合歯磨剤の効果としては，その有効性は 1,000 ppm 以上といわれ，根面う蝕に対しては 1,500～5,000 ppm との報告がある．また，欧米諸国や ISO（国際標準化機構）では上限を 1,500 ppm としており，それに揃うことになった．

　しかし，低年齢児では，口腔内残留量や飲み込み量の安全性も考え，子どもへの使用は注意喚起が示されている．

　　　　　　　厚生労働省「フッ化物を配合する薬用歯みがき類の使用上の注意について」
1. 使用上の注意として，以下の事項を直接の容器に記載すること．ただし，十分なスペースがない場合には，(2) の記載を省略してもやむを得ないこと．
　　(1) 6 歳未満の子どもには使用を控える旨
　　(2) 6 歳未満の子どもの手の届かないところに保管する旨
2. また，フッ化物のフッ素としての配合濃度を直接の容器に記載すること．ただし，1. の記載と別の記載であっても差し支えないこと．
　　　　　　　　　　　　　　　　（以下略）

（参考図書：「フッ化物局所応用実施マニュアル」日本口腔衛生学会フッ化物応用委員会編，2017）

10 口腔湿潤剤（保湿剤）

　口腔湿潤剤は，口腔内を乾燥から守り保湿するために口腔内に塗布するものである．

　口腔乾燥に対する口腔ケアは，湿潤剤の選択や使用頻度が重要である．保湿することで堆積する剥離上皮の除去が容易になり，口唇・舌などの可動性が増す．また，塗布時にマッサージを行うことで口腔機能の向上にもつながる．口腔乾燥が強度の場合は，湿潤剤を塗布してしばらく時間をおくか，2〜4時間おきに使用することが望ましい．

口腔湿潤剤の種類（表 2-13，図 2-24）

表 2-13　口腔湿潤剤の形状と特徴

形　状	商品名	販売元	特　徴
スプレータイプ	アクアバランス薬用マウススプレー*	ライオン歯科材	流動性が高いが水とは異なり浸透性があるので，噴霧回数や噴霧場所に注意することで，誤嚥の可能性がある患者にも使用できる
	口腔用スプレーうるおいミスト	アサヒグループ食品	
	オーラルウェットスプレー	ヨシダ	
	バトラージェルスプレー	サンスター	
	マウスピュア口腔ケアスプレー	川本産業	
	リフレケアミスト	イーエヌ大塚製薬	
液体タイプ	コンクールマウスリンス	ウエルテック	液体タイプは誤嚥のリスクが高いので，スポンジブラシに含ませて使用する
ジェルタイプ	ウェットキーピング口腔用ジェル	オーラルケア	流動性が低く湿潤時間が長いので，口腔乾燥が強度な場合に効果がある 口腔内に伸ばしやすく，誤嚥のリスクが低い
	口腔用ジェルうるおいキープ	和光堂	
	オーラルアクアジェル	ジーシー	
	オーラルクリーンジェルスプレー	日本ゼトック	
	お口を洗うジェル	NISHIKA	
	ニューオーラルモイスチュアライザーAi ジェル	菱化デンタル	
	バイオティーンオーラルバランスジェル	グラクソ・スミスクライン	
	バトラーうるおい透明ジェル	サンスター	
	ビバ・ジェルエット	東京技研	
	マウスピュア口腔ケアジェル	川本産業	
その他	マウスピュア口腔ケアウエットガーゼ	川本産業	保湿成分が配合されたウェットシート
	人工唾液（サリベートエアゾール）**	帝人ファーマ	人工唾液の噴霧薬であり，医薬品のため医師の処方が必要である シェーグレン症候群などに効果がある
	オリーブオイル，ゴマ油，馬油，白色ワセリンなど		湿潤できるが，爽快感に欠ける

*医薬部外品，**医療用医薬品，それ以外は化粧品

口腔湿潤剤の使い方

　乾燥している口唇・粘膜に直接スプレーする方法や，指にジェルをのせて口唇・粘膜に塗布する方法，義歯床粘膜面にジェルを塗布する方法（図 2-25）などがある．

　開口が十分に行えない場合や舌が運動機能低下で動かせない場合，またはセルフケアが行えない場合には，スポンジブラシなどに適量をつけて塗布する．（図 2-26）

■ スポンジブラシを使用する場合
① 湿潤剤を少量取り出し，水を含ませていないスポンジブラシにつける．
② 乾燥している粘膜などに塗布し，軟化させる．これを何回か繰り返す．
③ 軟化した剥離上皮を，スポンジブラシを回しながら，からめ取るように除去する．スポンジブラシは回転しながら用いると効果的である．
④ 除去物をガーゼで拭った後，コップの中の水で洗い，清潔なガーゼで余分な水分を取り，再び清掃する．
⑤ 最後に湿潤剤を口腔粘膜全体に塗布して保湿する．
⑥ 湿潤剤は，2～4 時間ごとに塗布するとより保湿効果が高まる．

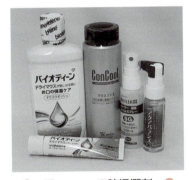

図 2-24　口腔湿潤剤

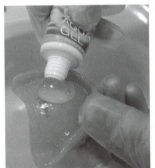 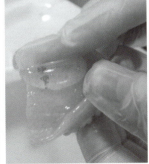

図 2-25　義歯への塗布（ジェルタイプ）

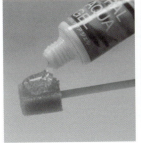 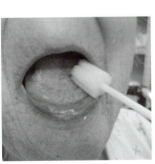

図 2-26　口腔湿潤剤の使い方

11 舌ブラシ

舌苔は病的なものではないが、厚くなると細菌（嫌気性グラム陰性桿菌）が繁殖し、口臭の原因になるといわれている．また、味覚障害や全身とのかかわりも大きく、服用している薬物によって舌苔の色などが変化してくるので、舌苔の色や付着している量、状態の観察も重要である．高齢者や嚥下障害のある者にとっては、誤嚥性肺炎を起こす原因となる．

舌苔を除去することは大切であるが、舌には多数の舌乳頭があり、軟らかく傷つきやすいので、清掃には力を入れ過ぎないなどの注意が必要である．

一般的に舌苔を除去するには、舌ブラシを用いて軽くこするか、歯を磨くついでに歯ブラシで軽く舌の上を2～3回こすると舌苔を取り除くことができる（4章「4　舌苔」参照）．

舌ブラシの種類（図2-27，表2-14）

▶ブラシタイプ
▶ブラシ・へらタイプ
▶ゴムタイプ

舌ブラシの使い方

① 鏡で分界溝（舌がつくる山の頂上付近）の位置を確認し、手前にゆっくりと引き出すようにして舌苔をかき出す．毎回、水で汚れを洗い流しながら、数回やさしく繰り返す．舌は軟らかく傷つきやすいため、力を入れ過ぎたり、舌ブラシを奥まで入れ過ぎないように注意する．
② 1日1回程度でよい．舌苔は起床時に最もたまっているので、朝の歯磨き前に行うのが最も効果的である．
③ 嘔吐反射を防ぐため、舌をなるべく前に突き出す（図2-28）．

■舌が乾燥している場合
① うがいができる場合には微温湯、洗口液でうがいを行い、できない場合にはスポンジブラシなどで口腔内を湿潤・保湿する．
② 舌苔が厚い場合には1回のケアでは取り除けないので、繰り返しケアを行う．
③ ブラッシング後はうがいをするか、スポンジブラシで汚れを取り除き、舌に湿潤剤を塗布する．

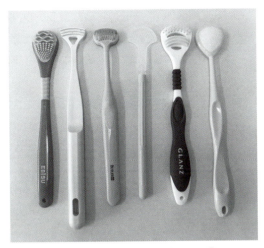

● 図 2-27　各種舌ブラシ ●

● 表 2-14　舌ブラシの形状と特徴 ●

形　状	商品名	販売元	特　徴
ブラシタイプ	グリンスマイル舌ブラシ 舌苔トル テルモ舌ブラシ デンタルプロ舌ブラシ バトラーやさしい舌ブラシ	ピジョン オーラルケア テルモ デンタルプロ サンスター	清掃効果はあまり高くない ソフトな舌触りで，舌の正中の溝や奥にある乳頭の間隙の清掃が可能
ブラシ・へらタイプ	グランツ舌クリーナー NONIO 舌クリーナー	エビス ライオン	ラバーヘラでかき出し，ブラシで除く
ゴムタイプ	ブレスケア舌クリン	小林製薬	2 種のラバー形状である

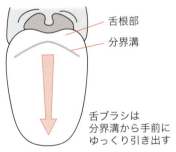
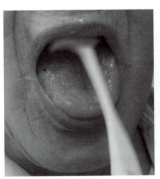
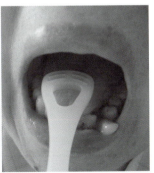

● 図 2-28　舌ブラシの使い方 ●

2　オーラルヘルスケア用品の使い方

12 義歯の清掃用品

　義歯に付着したプラーク，ステイン，歯石様沈着物，食物残渣は，口臭や誤嚥性肺炎，義歯性口内炎，残存歯のう蝕，歯周病など，さまざまな感染症を引き起こす原因になる．そのため，義歯を毎食後取り外して清掃することが大切である．また就寝時には，粘膜床の圧迫を取り除くとともに誤飲防止のためにも義歯を取り外し，清掃してから水を入れた容器に入れて保存する（図 2-29）．水中下での保存は，義歯の変形を防ぐことになる．義歯の清掃には，機械的清掃と義歯洗浄剤などによる化学的清掃がある．

義歯清掃用品の種類（表 2-15）

▶義歯用ブラシ（図 2-30）
▶歯ブラシ，タフトブラシ，歯間ブラシ
▶義歯用超音波洗浄器（図 2-31）
▶義歯洗浄剤（図 2-32，表 2-16）

表 2-15　義歯清掃用品の種類と特徴

種　類	特　徴
義歯用ブラシ	義歯の形態・形状・装置に合わせたブラシの選択が必要 部分床義歯，総義歯（全部床義歯）のクラスプ，バー，アタッチメントの内面と結合部，人工歯，義歯床の粘膜面や顎底部内面に食物残渣やプラークが沈着・付着しやすいため，とくに注意する 義歯用ブラシをさまざまな角度からあて，洗面器など水を張った容器の上など，落下しても破損しない状態で，かつ流水下で清掃する
歯ブラシ タフトブラシ 歯間ブラシ	ヘッドの小さい小児用の歯ブラシやタフトブラシを用いて，小さな義歯やクラスプが多い部分床義歯の細かなところを丁寧に清掃する
義歯用超音波洗浄器	洗浄剤（化学作用）と超音波の振動により，タール性色素，バイオフィルム，食物残渣，微粒子など，落ちにくい頑固な汚れを取り除くことができる
義歯洗浄剤	ブラシだけでは落とすことのできない，義歯に付着したプラークの除去やカンジダ菌などの除菌を目的とする 過酸化物（汚れや着色に有効），酵素（細菌や微生物に有効），生薬（脱臭・除菌効果）など，さまざまな薬効成分が含まれている

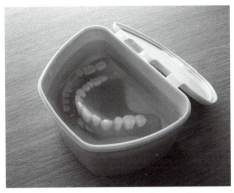

図 2-29 義歯の保管

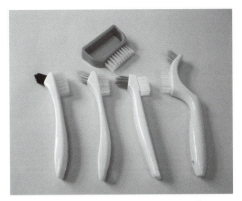

図 2-30 義歯用ブラシ

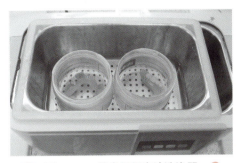

図 2-31 義歯用超音波洗浄器

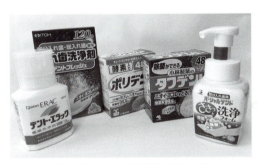

図 2-32 義歯洗浄剤

表 2-16 義歯洗浄剤の成分と効果

成　分	商品名	製造元	効　果
次亜塩素酸	ピカ（赤色包装）	ロート製薬	微生物に作用が強く，洗浄効果大．義歯の樹脂や金属の変色を起こすことがある
中性過酸化物＋酵素	タフデント デントフレッシュ パーシャルデント ポリデント	小林製薬 井藤漢方製薬 小林製薬 グラクソ・スミスクライン	過酸化水素の酸化力と成分中の発泡剤による機械的な作用で義歯の汚れを除去．カンジダ菌の除去作用は弱いといわれる．材料に対する為害性は少ない
酵素系	デント・エラック義歯洗浄剤 ピカ（青色包装）	ライオン歯科材 ロート製薬	タンパク分解酵素により細菌や微生物を除去．為害性は少ない
生薬系	スパデント	ニッシン	天然成分配合により脱臭や除菌効果あり．義歯を傷めにくい

2　オーラルヘルスケア用品の使い方

義歯清掃用品の使い方

義歯用ブラシ

　毎食後，義歯を外して水を張った洗面器やタオルの上で流水下で清掃する．落下による破損に十分注意して，片手で義歯をしっかり保持し，ブラシを義歯の中央から端に向けて動かす．クラスプの部分は強く握ると変形するので注意する．粘膜面だけでなく，人工歯の部分も丁寧に清掃する．クラスプの周囲には食物残渣やプラークが付着しやすいので，毛先があたるサイズのブラシを用い注意して清掃する．研磨剤入りの歯磨剤は義歯に傷がついたり表面が変化するので使用しない．ヌメリが落ちているか指の腹で確認し，残存歯のある場合には普通の歯ブラシを用いて汚れを落とす（**図 2-33**）．

義歯洗浄剤

　150～200 mL の水またはお湯（40～50℃）に義歯洗浄剤を入れて義歯を浸漬する．義歯が変色，変形することがあるので熱湯（60℃以上）は使用しない．普通の汚れの洗浄は 5 分程度，汚れがひどい場合（漂白，除菌）は一晩浸しておくと効果的である．汚れが落ちない場合は洗浄液を歯ブラシにつけて磨くとよい．

　義歯洗浄剤使用後は，義歯に洗浄剤の成分が残らないように十分洗い流す．義歯洗浄剤は 1 週間に 1～3 回の間隔で使用するとよいといわれているが，製品によって使用方法が異なるので使用説明書を確認する．

　高齢者に対しては，安全性についても指導が大切で，目に入った場合は流水で 15 分以上洗う．義歯洗浄剤を誤飲した場合には水や牛乳などの水分を多めに摂取する．多量に誤飲してしまった場合には早急に医師にかかるように指導する．

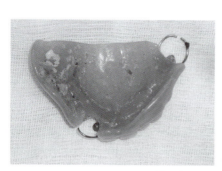 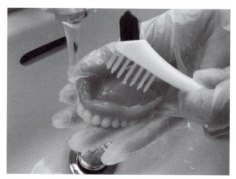

図 2-33　義歯の清掃

13 その他

義歯安定剤

　義歯安定剤は，不安定な義歯を固定するもので，あくまでも応急的に使用するものである．安定剤を長期間使用すると細菌が繁殖して歯肉や粘膜の炎症を起こし，口腔カンジダ症を発症することもあるので注意が必要である．
　さまざまな種類の義歯安定剤があるので用途に合わせて選択する．

義歯安定剤の種類（表2-17, 図2-34）

表2-17　義歯安定剤の形状と成分

形状		商品名	製造元	成分
粘着タイプ	粉末タイプ	ポリグリップパウダー無添加	グラクソ・スミスクライン	ナトリウム，カルシウム，メトキシエチレン無水マレイン酸共重合体塩，カルボキシメチルセルロース
	クリームタイプ	コレクトXYLクリーム	シオノギ製薬	キシリトール，メトキシエチレン無水マレイン酸共重合体塩，カルボキシメチルセルロースナトリウム，白色ワセリン，流動パラフィン，ジグリセリンパルミテート，トリグリセリンパルミテート
		新ポリグリップ無添加	グラクソ・スミスクライン	ナトリウム，カルシウム，メトキシエチレン無水マレイン酸共重合体塩，カルボキシメチルセルロース，軽質流動パラフィン，白色ワセリン
		タフグリップロングフィットクリーム	小林製薬	メトキシエチレン無水マレイン酸共重合体塩，白色ワセリン，カルボキシメチルセルロースナトリウム，軽質流動パラフィン，パラオキシ安息香酸プロピル，リン酸水素ニナトリウム
		ピタッと快適ジェル	NISHIKA	ポリアクリル酸ナトリウム，ポリアクリル酸，ヒアルロン酸ナトリウム，アルギン酸ナトリウム，グリセリン脂肪酸エステル，パラオキシ安息香酸エチル，パラオキシ安息香酸プロピル，プロピレングリコール，マクロゴール400
	シートタイプ/テープタイプ	シーボンド	エーザイ	不織布（酢酸セルロース，再生セルロース，酸化チタン，アクリルポリマー）
		タッチコレクトⅡ	シオノギ製薬	ポリエチレングリコール，カルメロースナトリウム，サラシミツロウ
クッションタイプ		クッションコレクト	シオノギ製薬	酢酸ビニル樹脂，無水エタノール
		タフグリップクッション	小林製薬	酢酸ビニル樹脂，アンモニオアルキルメタアクリレートコポリマーRS，無水エタノール

義歯安定剤の使い方

■ 使い方のポイント

① 義歯をよく洗い，水分をふき取ったのち，適量を義歯床の数か所に出し（図 2-35），そのまま義歯を口にはめ込み，1 分ほど軽く押しあてて固定する．
② 義歯に変形可能な安定剤をのせることで，義歯と歯肉や口蓋粘膜との間の凹凸部分を密着させ，義歯を安定させる．「2〜3 日はつけかえ不要」と説明のある商品もある．義歯は顎底粘膜を圧迫するので，休ませるために 1 日数時間は外すことが大切である．

■ 使用時の注意

① 長期の安定剤の使用は避け，義歯が不安定な場合には，早めに歯科医院で義歯の調整や治療を受けるようにする．
② 安定剤が外れてのどに詰まる恐れがあるので，食べ物などの飲み込みが困難な誤嚥の危険性のある人には使用しない．

開口保持器（介護時のケア補助用品）（図 2-36）

　開口障害のある人は筋緊張が強かったり，機能の低下や口腔清掃を拒否するケースもある．そのような場合は，開口器やバイトブロックを使用して一定の開口を保つ必要がある．開口状態を保持し，視野を確保することで患者に咬まれる心配もなく，患者の筋疲労も軽減できる．しかし無理な開口を行うと，その後の口腔清掃がスムーズに進まなくなるので患者への声かけなどの配慮を十分に行う．患者への負担を考慮しながら使用する必要がある．

開口保持器の使い方

■ 使い方のポイント

① 前歯部では，前歯の構造上の問題から歯が動揺する恐れがあるため，通常は臼歯部に装着する．また，歯周病が進行した動揺歯がある部位では，開口保持器を噛ませない．
② 歯のない無歯顎の場合には，割りばしにガーゼを巻いて使用するとよい．

■ 使用時の注意

　開口保持器が原因で，口腔内で歯牙が破折したり，患者が窒息する事故が発生している事例がある．使用する前にはひび割れがないか，外観上の異変がないかを確認して使用する．

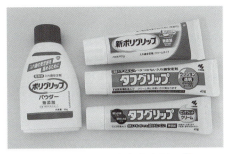

図 2-34　義歯安定剤

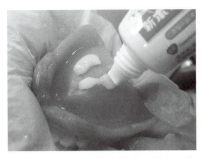

図 2-35　義歯安定剤の塗布

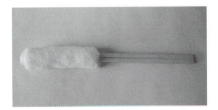

a：ガーゼを巻いた割りばし

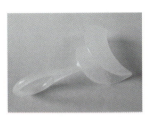

b：ワイダー・チビ®

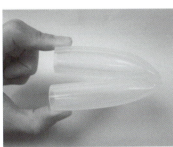

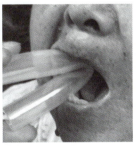

c：エラックバイトチューブ®

図 2-36　開口保持器

吸引機能付き歯ブラシ

　給水・吸引機能付き歯ブラシによって，うがいが困難な高齢者などの口腔清掃を行うことができる（**図 2-37**）．携帯も可能であるため，洗面所への移動が困難な人にはベッド上で行えるさまざまな吸引用ブラシが市販されている（p. 41 参照）．

　吸引機能付き歯ブラシは，ブラッシング時の水分の注水と吸引が同時にできるので，清掃が容易にでき，誤嚥を防ぐことができる．使用後は，必ず十分な水を吸わせ，チューブの中を洗浄し，ブラシのヘッドの部分を上にして乾燥させる．

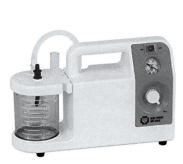
エマジン小型吸引器®
（ブルークロス）

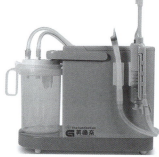
ビバラックプラス®
（東京技研）

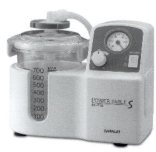
吸引器パワースマイル®
（新鋭工業）

● 図 2-37　吸引機能付き歯ブラシ ●

3

ライフステージ別 オーラルヘルスケア

1 乳幼児期

　乳幼児期は，身体的・精神的・社会的に著しく成長発達し，哺乳から自分で食べるようになるまでの重要な時期である．この時期の口腔清掃は技術的な面よりも，習慣として楽しく日常の生活に定着していくよう，周囲の人たちの働きかけが重要である．

乳児期：未萌出期（みほうしゅつ）

　一般的に6～7か月ころに下顎乳中切歯が生えてくる．5～6か月になると離乳食がはじまるが，歯のない時期はとくに歯の清掃を行わなくてもよい．
　乳歯が早期に萌出した場合には，哺乳後に水でぬらしたガーゼや綿棒で歯をぬぐう程度にする．

乳児期：萌出期（ほうしゅつ）（図3-1）

　生後6～7か月ころに下顎乳中切歯の萌出がはじまり，歯肉が膨らんでくると，盛んに口をプープーしていろいろなものを口に運んで噛みつく行為が見られる．これらの行為は，口や前歯の鋭敏な感覚で物性や感触を記憶するためであり，安全であればいろいろなものをしゃぶらせたり噛ませたりして口の感覚を育てることが大切である（図3-1b）．

指導のポイント

　この時期は，磨くというより噛んだりしゃぶったりさせることで，歯ブラシに慣れさせることが大切である．歯ブラシなどを持たせ，口に入れたり噛んだりすることで，その感触に慣れさせておくと歯磨きへの導入がしやすくなる．歯が萌出してきたら，機嫌のよいときを選んで軽く数回程度こすって様子をみる．入浴後などに毎日実施して習慣化していくとよい．
　乳児は，まだ体が安定してないことや，運動機能が未発達なため，幼児に持たせる歯ブラシは，喉に入り込まないようストッパー付きのものや，グリップが円形で口の奥に入らないものなどを選択すると安全である．乳児用歯ブラシからはじめてもよいが，トレーニング用としてゴム製の歯ブラシ（図3-1c）などもある．また，保護者磨き用の歯ブラシとしてヘッドが小さくグリップが長めにできたものもある．
　1歳ころになると，上顎の乳前歯も生えはじめ，う蝕予防のための歯磨きがはじまる．

幼児期：1歳～1歳6か月（図3-2）

　歩くのが徐々に上手になり，乳児から幼児へと変化していく．手づかみで食べることからスプーンで食べられるようにと少しずつ手と口の協調や感覚ができてくる．

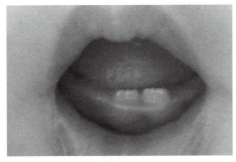

a：萌出期の口腔

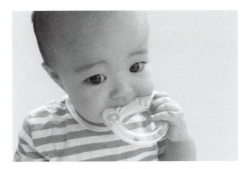

b：歯固め

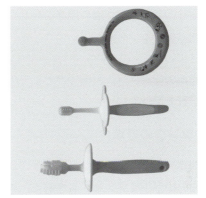

c：乳児用・トレーニング用歯ブラシ（ストッパー付き）

図 3-1　萌出期

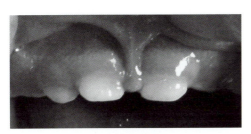

a：上唇小帯の肥厚

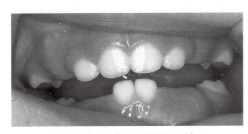

b：1歳〜1歳6か月児の口腔

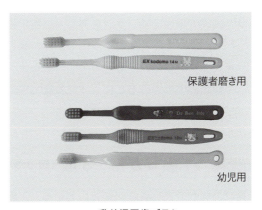

c：乳幼児用歯ブラシ

保護者磨き用

幼児用

図 3-2　1歳〜1歳6か月

3　ライフステージ別オーラルヘルスケア

口腔内の観察

乳前歯が生えそろい離乳食も完了するが，まだ乳臼歯が生えそろっていないので，硬いものや生野菜などは食べられない．

指導のポイント

歯ブラシを口に入れると，まだしゃぶったり噛んだりする行為が多い．周囲の人の行動を真似る時期なので保護者が磨く場面を見せたり，磨いてあげることで感覚や動かし方を覚えていく．幼児は歯ブラシを噛んでしまうことが多いので，幼児用（本人用）と保護者磨き用とは別にするとよい．

この時期の歯磨きは，習慣づけとしての歯磨きで，入浴後や就寝前の習慣として日常生活のなかに定着を図っていく．

ブラッシングの方法

▶ 保護者による歯磨きは，膝の上に幼児を寝かせ，頭を安定させて磨く（寝かせ磨き）と口の中がよく見える．歯を磨くときは，指で口唇や頬の排除を十分に行う．指を口の中に入れ，指の腹で押し広げて歯ブラシの入るスペースをつくると口の中がよく見え，歯ブラシがあたっている部分が確認できる．手のひらで，顔を軽く固定すると顔が逃げなくて磨きやすい（図 3-3b，c，d）．

▶ 一般的に保護者は磨くときに力を入れ過ぎる傾向があり，そのため歯磨き嫌いになることが多い．そうならないためには，歯ブラシをペングリップで持ち，軽い力で小刻みに10回程度こするように動かすとよい．なお，この時期は上唇小帯（じょうしんしょうたい）（上顎乳中切歯の間の歯肉部）（図 3-2a）が厚くなっていることが多く，歯ブラシで傷つけやすいので歯と歯肉の境目に歯ブラシをあて，上唇小帯にあたらないように左右に分けて磨くようにする．痛みを与えないように心がけ，楽しい歯磨き時間にしたい．

▶ ブクブクうがいができるようになるまで歯磨剤は使用しなくてよいが，歯科衛生士や歯科医師の指導のもとにフッ化物配合歯磨剤を使って磨くとう蝕予防に効果がある（2章「9 フッ化物の応用」参照）．

幼児期：1歳6か月～3歳（図 3-3）

遊びのなかで運動機能が発達してくる．2歳ころからは自我の発達もみられ，偏食や遊び食べがみられるようになる．よい食習慣を形成することと基本的な生活リズムを整えるよう心がけることが大切である．

口腔内の観察

乳臼歯が生え，2歳6か月ころから3歳にかけて乳歯列が生えそろう（図 3-4a）．それまでは咬合が不安定で，乳臼歯が噛み合う3歳ころまでの咀嚼力（そしゃくりょく）は十分とはいえない．

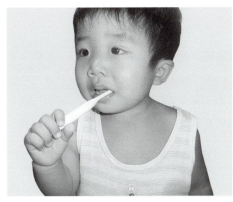
a：歯磨き（2歳）

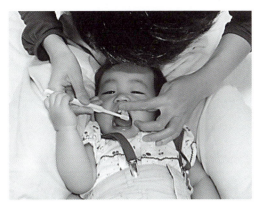
b：寝かせ磨き

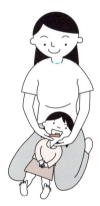
c：寝かせ磨き

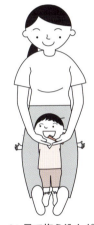
d：足で抱え込んだ
　　寝かせ磨き

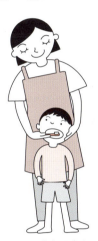
e：立たせ磨き

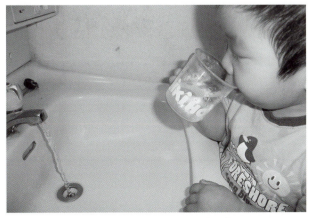
f：ブクブクうがいの練習（2歳）

● 図 3-3　1歳6か月〜3歳 ●

指導のポイント

　歯磨きは，まだ習慣としての位置づけでよい．就寝前，朝食後に自分で歯ブラシを持って磨かせるようにする．歯ブラシは，小型で安定性のよいやや幅広のもので，グリップは太めのものがよい．不安定な動きでも徐々に上手になってくる（図 3-3a）．
　就寝前には，歯の萌出状態やう蝕の発生に留意しながら保護者による仕上げ磨きを行う．

ブラッシングの方法

▶保護者による仕上げ磨きは寝かせ磨きで行うが，寝かせ磨きを嫌がるときは椅子に座らせたり，立たせて（立たせ磨き）行ってもよい．立たせ磨きをするときは背後から頭を固定し，上からのぞくようにすると口の中がよく見える（図 3-3e）．
▶乳臼歯の咬合と歯頸部（歯と歯肉の境目），隣接面に注意して磨く．
▶歯磨き時に大きく口を開けてしまうと，歯頸部が磨けないので，「イー」と嚙み合わせた状態で，口唇や頬を排除しながら磨く．
▶この時期の幼児は歯磨きを嫌がることが多い．寝かせ磨きで磨けないときは幼児の手足を保護者の足で抱え込んで磨く（図 3-3d）．
▶2歳ころよりブクブクうがいの練習をはじめ，2歳6か月から3歳ころまでに上手にできるようにする（図 3-3f）．

幼児期：3〜5歳（図 3-4）

　言葉での理解，運動機能の発達が著しい．家から幼稚園や保育園といった集団生活のなかへと環境の変化が見られる時期でもある．

口腔内の観察

　乳歯列が完成し，十分な咀嚼ができるようになる（図 3-4a）．永久歯列への顎の発達と咬合のバランスを育てるために，いろいろな食材を食べさせることが大切である．
　5歳ころになると顎の成長に伴い歯間に隙間（発育空隙）が見られるようになり，臼歯の隣接面に食物が挟まりやすくなる．そのほか，咬合面や臼歯隣接面にう蝕の発生や咬耗なども見られるようになる（図 3-4b）．

指導のポイント

　3歳ころになると，手の動きもコントロールできるようになってくるので，自分で磨く練習を開始する．歯磨きの自立に向けてのスタートである．細かな動きはむずかしいので，咬合面の4か所と上下嚙み合わせて，前歯唇面と左右の臼歯頰側面の3ブロックに分けて磨く．歯ブラシの持ち方，磨く部位，動かし方など保護者にも伝え，対面で，または手を添えて教えるよう指導する．また，保護者の仕上げ磨きは寝かせ磨きで引き続き行う（図 3-4c, e）．
　4〜5歳ころには歯磨きの動きはさらに上手になってくるので，上下顎を分けて磨くよう指

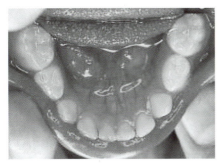
a：3歳児の歯列

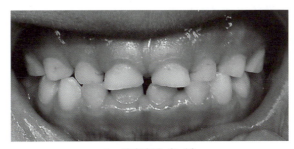
b：発育空隙（5歳）

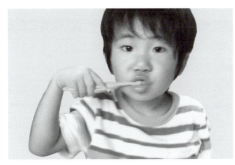
c：歯磨き（3歳）

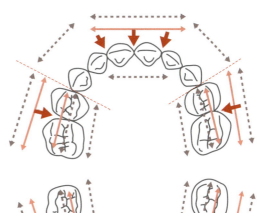

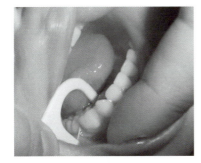
d：乳臼歯のフロッシング

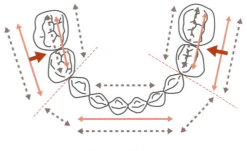
→ 幼児（3～4歳）
⇢ 5歳（唇側），仕上げ磨き
➜ フロス（注意する箇所）
e：ブラッシング箇所

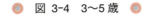
図 3-4　3～5歳

導していく．習慣化ができていると上手に磨いているように見えるが，まだ保護者の点検は必要である（図 3-4e）．

5歳になると，永久歯の第一大臼歯（6歳臼歯）や下顎乳前歯の動揺や脱落が見られることがある．歯が動くため歯磨きを恐れる子もいるが，心配しないで歯磨きをしても大丈夫であることを伝える．歯磨きを通じて，永久歯の発見，永久歯への交換についての知識，歯を大切にすること，歯磨きへの意識づけなどを行っていく．

ブラッシングの方法

▶3 歳児

幼児への指導：咬合面（下顎→上顎）を磨く．上顎はむずかしいので手を添えて指導する．唇面は「イー」の口で上下合わせて前歯部，左右臼歯部と 3 ブロックに分けて磨く．指導者や保護者は対面で見せながら行う．

保護者への指導：仕上げ磨きでは歯頸部を中心に上下を分けて，全体的に磨く．臼歯の隣接面にはフロスを使用する（**図 3-4d**）．

▶4～5 歳児

幼児への指導：歯磨きが上手になってきたら，上下を分けて磨く練習をしていく．可能であれば，犬歯部あたりを分けて 5 ブロックで磨く．言葉での指示でほぼ理解できるが，指導は対面で行う．舌側はまだむずかしいので仕上げ磨きで保護者が磨く．

▶歯ブラシは幼児用のもので，小型ではあるが安定感のあるものがよい．

▶うがいもできるようになるので，フッ化物配合歯磨剤やブラッシング後のフッ化物製剤の塗布などをホームケアとして行う．

コラム

指しゃぶり

指しゃぶりは胎児期からすでにはじまっている．口に触れたものをチュッチュッと吸う吸啜反射は，母乳を飲む行為を行うための重要な原始反射で，口と手の協調運動や食べる機能の発達にも関与する．

生後 2～3 か月ころから，たまたま遊んでいた手が口に入って指しゃぶりがはじまり感触を楽しみながら遊んでいる．その指しゃぶりが年齢が上がっても続くと，開咬（奥歯は嚙み合っていても前歯が嚙み合わない）や上顎前突（上顎の前歯が前方に傾斜）といった歯列や咬合の異常が起こる．その結果，前歯で嚙めない，食べ物を飲み込むとき舌が出る，口呼吸をするなどの歯や口の機能に影響が生じてくる．

1～3 歳では，発達期のものとして暖かく見守る．

3～5 歳になると保育所，幼稚園への入園などをきっかけにやめられることがある．やめる約束やタイミングをみてきっかけづくりを考えていくとよい．指しゃぶりを忘れてしまうくらい，外で遊んだり，何かに夢中になることで徐々に忘れていくこともあるので，無理をしない働きかけが大切である．

5 歳を過ぎると自然にはやめにくくなるので，積極的な働きかけが必要になる．言葉での注意や約束，外での運動や遊び，寝つくまで本を読んだり，手を握るなどして，指しゃぶりができにくい状況をつくっていく．4～5 歳くらいまでに指しゃぶりをやめると，歯並びが正常に戻る可能性があるので，永久歯の生え変わりまで持ち越さないほうがよい．

コラム

子どもの歯ブラシによる事故に注意

　子どもが歯ブラシをくわえた状態での転倒事故は，大きな事故につながることが以前より指摘されていた．

　2017年2月東京都商品安全対策協議会より子どもの歯ブラシによる事故防止の対策が報告された．事故の起こる年齢は，1歳6か月から2歳までの歩き始めたころが最も多く，1歳から3歳前半くらいまでに多く発生している．受傷要因は，転倒が6割で最も多く，ほかは衝突，転落などである．

　事故対策に次のような指導が行われている．
- 保護者の見守りのなかで，床に座って歯みがきしましょう！
- 事故の危険性の高い3歳前半までは，のどに突き刺さりにくい歯ブラシや，のどの奥に入りにくい歯ブラシを使いましょう！
- 子供が使用する歯ブラシと保護者が仕上げみがきで使用する歯ブラシは使い分けましょう！
- ソファーなどの不安定な場所で歯みがきしない，子供の動線に物を置かないなど，歯みがきを行う場所，生活環境を見直しましょう！

（東京都生活文化局消費生活部生活安全課より）

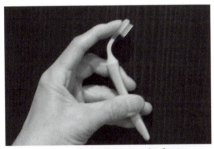
のどに突き刺さりにくい歯ブラシ

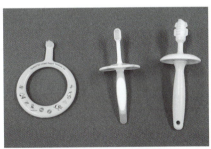
のどの奥に入りにくい歯ブラシ

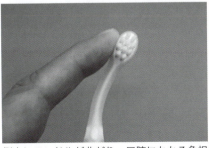
側方にハンドルが曲がり，口腔にかかる負担を軽減する．ブラッシング方向には曲がりにくく，十分な清掃性をもつ

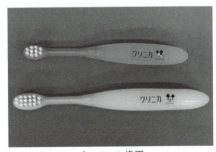
上：0〜2歳用
下：3〜5歳用

安全ハンドルの子ども用歯ブラシ

2 学齢期

　学齢期は義務教育の期間で，小・中学校に就学する学齢児童・生徒（6〜15歳）である時期をいい，小学校後半から高校生の時期くらいまでを思春期とも呼ぶ．家庭や学校・地域での生活のなかで，他人や社会とのかかわり方やルールの基本的あり方を身につけていく．身体や精神の成長・発達も著しく，歯や口腔では永久歯列への交換という大きな変化が見られ，小児から大人への転換期である．また，自分の体は自分で守れるよう，健康管理の態度や技術をみずから学び身につけていく大切な時期でもある．

学童期：小学校1年…第一大臼歯（6歳臼歯）萌出期（図3-5）

　小学校時代の6〜12歳を学童期といい，乳歯列から永久歯列への交換が行われる混合歯列期である．
　歯列が不ぞろいで，歯磨きがしにくいため，う蝕や歯肉炎が発生しやすい．永久歯の萌出に合わせて，歯磨きの自立ができるよう指導していく．

口腔内の観察

　永久歯の第一大臼歯が乳歯列の後ろに生えてくるので萌出には注意が必要である．第一大臼歯は咬合力が最も大きく，永久歯列の歯並びや咬合の中心となる歯である．
　歯の萌出には個人差があり，第一大臼歯より永久歯の下顎中切歯のほうが早く萌出する場合もあるので，下顎前歯の舌側に注意する．

指導のポイント

　この時期はまだ歯磨きに対する自己認識が低く，家族の支援が必要である．本人では観察できないので保護者が毎日の点検・仕上げ磨きのときに口腔全体を観察する．
　第一大臼歯は，萌出に気づかないことや，萌出の途中は歯ブラシがあたりにくいので，汚れがたまりやすく，う蝕になりやすい．第一大臼歯に注目させて，しっかりと歯ブラシの毛先をあてるように工夫する．
　萌出したばかりの歯は未熟で抵抗性が弱くう蝕になりやすいので，フッ化物配合歯磨剤を用いて磨くとよい（2章「9　フッ化物の応用」参照）．

ブラッシングの方法

- ▶鏡を用いて，第一大臼歯の位置を確認する．
- ▶萌出途上の第一大臼歯は咬合面まで歯ブラシの毛先が届きにくいので，横から歯ブラシを入れる（突っ込み磨き）とよい．このとき，口を大きく開き過ぎないこと，右側は右手，左側は左手に歯ブラシを持ちかえると磨きやすい．

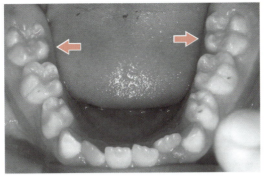
a：第一大臼歯の萌出

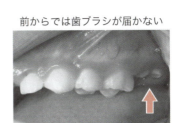
前からでは歯ブラシが届かない
b：萌出途上の第一大臼歯

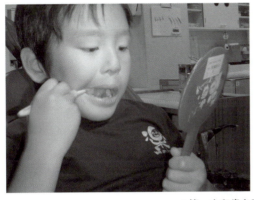
c：第一大臼歯を磨く

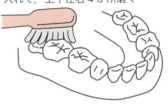
鏡で確認しながら横から歯ブラシを入れて，上下左右4か所磨く

図 3-5　第一大臼歯萌出期

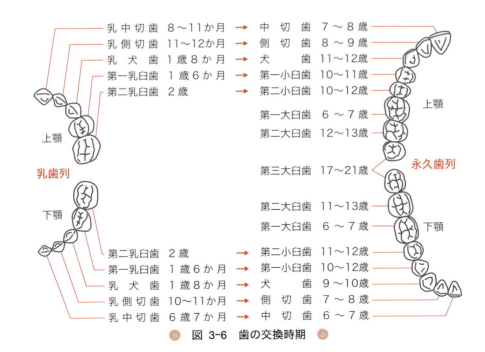

乳中切歯　8～11か月　→　中　切　歯　7～8歳
乳側切歯　11～12か月　→　側　切　歯　8～9歳
乳　犬　歯　1歳8か月　→　犬　　　歯　11～12歳
第一乳臼歯　1歳6か月　→　第一小臼歯　10～11歳
第二乳臼歯　2歳　　　　→　第二小臼歯　10～12歳
　　　　　　　　　　　　　第一大臼歯　6～7歳
　　　　　　　　　　　　　第二大臼歯　12～13歳
上顎
乳歯列　　　　　　　　　　第三大臼歯　17～21歳　　永久歯列

　　　　　　　　　　　　　第二大臼歯　11～13歳
下顎　　　　　　　　　　　第一大臼歯　6～7歳　　　下顎

第二乳臼歯　2歳　　　　→　第二小臼歯　11～12歳
第一乳臼歯　1歳6か月　→　第一小臼歯　10～12歳
乳　犬　歯　1歳8か月　→　犬　　　歯　9～10歳
乳側切歯　10～11か月　→　側　切　歯　7～8歳
乳中切歯　6歳7か月　　→　中　切　歯　6～7歳

図 3-6　歯の交換時期

- ▶歯ブラシは，幅が広めで安定感のあるものがよい．
- ▶第一大臼歯が萌出するこの時期には保護者の仕上げ磨きを再度強化して，確実に点検と仕上げ磨きを行う．とくに萌出途中の永久歯は注意して磨く．
- ▶乳歯もこれまでと同じように磨く．
- ▶永久歯の萌出に伴い，フッ化物配合歯磨剤の使用や，フッ化物製剤をタフト型歯ブラシや小型の歯ブラシでブラッシング後に歯面に塗布などするとよい．

学童期：小学校2〜3年…前歯交換期（図3-7）

口腔内の観察

　前歯の乳歯が脱落し，永久歯（下顎前歯，次いで上顎前歯）の萌出がはじまる．萌出しはじめは，「ハ」の字に開いた方向で萌出し，歯並びが不ぞろいで「みにくいアヒルの子」の時代ともいわれる．前歯から徐々に交換して歯列が並んでくる．この間，歯面に汚れ（プラーク）がつきやすく，歯肉炎が起きていることもある（図3-7a，b）．

指導のポイント

　この時期になると，理解力もつき，鏡による確認ができるようになる．自分の歯の萌出状態や歯の形，汚れの状態を観察し，どうしたら落とせるか工夫して磨けるようになる．また，合わせ鏡などで歯の裏側を見て，磨き方を練習していく．

　永久歯への交換期であり，咬合してない歯や歯列も不ぞろいであるため，磨きにくくかつ自浄性も悪いので口腔内が汚れやすい．口腔内を清潔にすることは歯肉炎の改善やう蝕の予防につながることを伝える．

　保護者はそろそろ直接的な仕上げ磨きを終える時期になるが，歯磨きへの促しのほか，萌出状態の確認や歯列不正など口腔内のチェックは行うよう指導する．

ブラッシングの方法

- ▶自分の歯の汚れを確認するため，染色剤を使用する．
- ▶前歯の唇面（表面）の磨き方：歯ブラシを1本ずつ歯面にあてていく．1歯面を歯頸部と左右隣接面など3面に分け，歯ブラシのわきを使って磨く（3面磨き）．
- ▶前歯部舌側・口蓋側の磨き方：歯の裏面はシャベルのように凹んでいるため，合わせ鏡で確認し，歯ブラシをしっかりあてられるようにする．歯ブラシのつま先を立てて磨いたり，かかとの部分を使って磨くとよい．
- ▶第一大臼歯が萌出中の場合は横からの突っ込み磨きで，萌出が完了したらしっかりと奥まで届いているか確認しながら磨く．また，頰側，舌側にも歯ブラシをしっかりあてて磨けるようにする．
- ▶ブラッシング法は，毛先を歯面にしっかりあてて磨くスクラビング法や，1歯ずつの縦磨き法などが適している．

▶歯ブラシは，幼児用または学童用の小型のものがよい．
▶永久歯との交換期であるので，就寝前の歯磨きでは，フッ化物配合歯磨剤またはフッ化物製剤を使用するとよい．
▶第一大臼歯の近心面にはう蝕が発生しやすいため，第二乳臼歯との間にはフロスを使用するとよい．

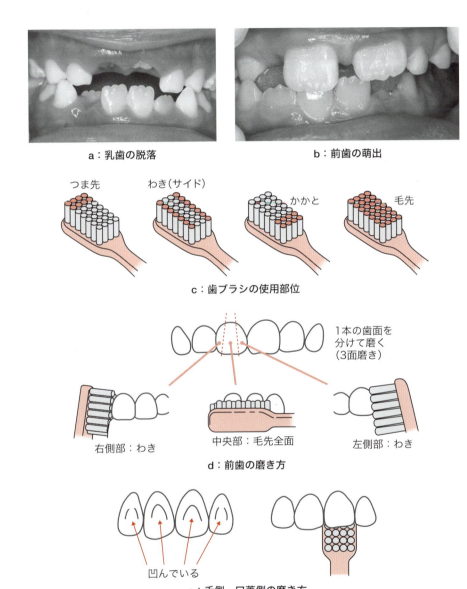

a：乳歯の脱落　　b：前歯の萌出

c：歯ブラシの使用部位

d：前歯の磨き方

e：舌側・口蓋側の磨き方

図 3-7　前歯交換期

(c, d…文部科学省：「生きる力」をはぐくむ学校での歯・口の健康つくり，2011，一部改変)

学童期：小学校4～5年…側方歯群交換期（図 3-8）

口腔内の観察

　乳歯の犬歯や乳臼歯が永久歯と交換する時期で，後方なので歯の萌出に気づかないことが多い．歯の交換のため歯が動揺して咀嚼が十分にできないこともあるが，成長のための生理現象であるので，しっかり噛むことや歯磨きの必要性を伝える．

　交換した永久歯の歯列不正が起こりやすく，とくに上顎は犬歯より小臼歯のほうが早く生えてくるので歯列不正になりやすい（図 3-8a）．

指導のポイント

　1歯ずつ歯ブラシのあて方を工夫して，汚れを落とせる方法を自分で見つけていく．

　保護者の関与は少なくなるが，歯の萌出状態や歯磨きの習慣ができているかどうかを保護者にはチェックしてもらう．歯磨きの大切さにみずから気づき，行動を起こせるよう援助していく．

ブラッシングの方法

- ▶第一大臼歯は，咬合面・頬側・舌側と分けて磨く．
- ▶前歯部は生えそろってくるので，歯頸部・左右隣接面と3面磨きで磨けるようにする．
- ▶乳臼歯の動揺や脱落が気になるが，そっと磨くようにする．
- ▶小臼歯が萌出しはじめたら咬合面をしっかり磨く．
- ▶歯の交換でガタガタした歯列であるが，順番を決めて全体的に磨く練習をする．
- ▶前歯部の歯列不正では，つま先・かかと磨きで歯面にしっかり歯ブラシがあたるよう工夫する．また，フロスの使い方も練習していく．

学童期：小学校6年…第二大臼歯萌出期（図 3-9）

口腔内の観察

　歯の交換が終わると，第一大臼歯の後ろに第二大臼歯が萌出をはじめ，永久歯としての歯列が完成する．第二大臼歯は第一大臼歯と同様，顎の奥の狭いスペースいっぱいに生えてくるので歯ブラシが届きにくい．

指導のポイント

　歯ブラシの届きにくい第二大臼歯には，細めの小さな歯ブラシを用いる（図 3-9a）．また，永久歯列の完成に伴い，口腔全体を磨けるよう順番を決め，磨き残しのないよう全歯面を磨くことを目標とする（図 3-9b）．自分の口腔内の状態を知り，自分に合った磨き方を身につける．また，う蝕や歯周病についての知識を学び，予防のための歯磨きができるようにする．

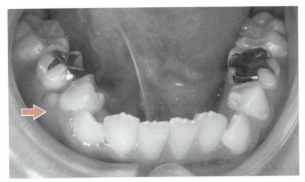

a：小臼歯への交換　　　　　　b：歯ブラシのあて方

 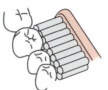 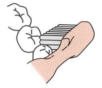 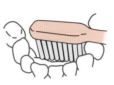

奥側：つま先　　中央部：わき　　手前側：かかと　　内側：かかと

c：つま先・わき・かかと磨き

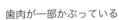

図 3-8　側方歯群交換期

（c…文部科学省：「生きる力」をはぐくむ学校での歯・口の健康つくり，2011，一部改変）

歯肉が一部かぶっている

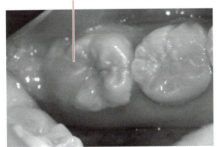 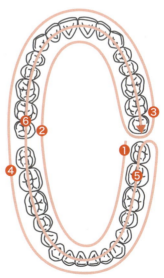

a：第二大臼歯の萌出　　　　　b：一筆書き磨きの例

図 3-9　第二大臼歯萌出期

ブラッシングの方法

- ▶第二大臼歯の位置，萌出状態をチェックする．
- ▶萌出スペースが狭く歯ブラシが届きにくいので，横からの突っ込み磨きや，小型の歯ブラシまたはタフト型歯ブラシを使用するとよい．
- ▶永久歯はほぼ生えそろってくるので，全体を磨けるように，左上からまたは右上から順に2歯ずつくらいに分割して一筆書きのように磨いていく．ブラッシングのポイントは歯頸部に歯ブラシのわきをしっかりあてて小刻みに動かす，ペングリップの軽い力で磨くなどである．
- ▶歯列不正の部位は，歯ブラシのつま先，かかと，わきを使って毛先をあてていく．フロスやタフト型歯ブラシの応用も考える．
- ▶歯ブラシは学童用や小型の歯ブラシがよい．
- ▶歯肉炎の予防や隣接面う蝕のリスクが高い部位には，フロスによる清掃も追加する．また，フッ化物配合歯磨剤やフッ素製剤なども使用する．

思春期：中学生（図 3-10）

　小児から大人への変化の時期で，心理的に不安定なときでもある．行動では現実から遊離したことや外面的な容姿にとらわれる傾向があり，具体的な健康行動には関心が薄くなる．
　生活では，行動範囲の拡大や課外活動への参加などにより，生活時間が変化して食生活や生活行動が変化し，口腔環境の悪化も見られる．

口腔内の観察

　まだ第二大臼歯が完全に萌出してないので，自浄性が悪く，かつ歯ブラシが届きにくいため，う蝕の発生や歯肉炎の発症が見られる．思春期になると性ホルモンの関係から歯肉炎が悪化することもある．

指導のポイント

　出血や口臭などの観察とともに，自分の口腔に関心を持たせ，健康で美しい歯や口をつくることの大切さや，疾患と生活行動との関係にみずから気づき，変えていく態度を養う．

ブラッシングの方法

- ▶第二大臼歯のブラッシング方法は第一大臼歯の磨き方と同じだが，萌出方向が頰側に傾いていたり，位置がずれたりすることが多いので，萌出状態を確認して歯ブラシの入れ方，あて方を工夫する．歯ブラシは細めで奥に入りやすいものがよい．口腔清掃状態を確認するには，プラークの染め出し液を用いるとわかりやすい．
- ▶歯肉炎予防のためには歯頸部や歯間部に確実に歯ブラシをあて，歯ブラシの刷毛面のわきやつま先，かかとをうまく使って汚れを落としていく．歯間部（隣接面）は歯ブラシ

だけでは清掃できないので，デンタルフロスを用いて汚れを除去する．歯間部の清掃はう蝕や歯肉炎の予防には効果的である．

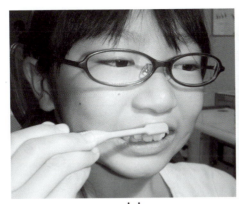
歯ブラシのわきを使う

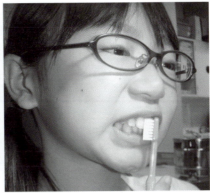

図 3-10　中学生：歯肉炎の予防

コラム

う蝕の進行程度

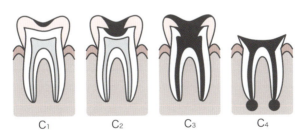

C_1　C_2　C_3　C_4

C_1：初期段階のう蝕で，エナメル質の内部，または象牙質の表層まで及んだと認められるもの．
C_2：う蝕が象牙質の深部にまで及んでいるが，歯髄は保存できると認められるもの．
C_3：う蝕が髄腔まで達し，歯髄の保存は困難と認められるもの．
C_4：歯冠の崩壊が著しく，いわゆる残根状態となったもの．

　学校検診では，CとCO（シーオー）という基準が用いられている．
C…ただちに処置を必要とするもの．
CO…う蝕とは判定しにくいが，初期病変の疑いのあるもの（要観察歯）．

3 青年期

　青年期は，思春期から成人に向かう時期で，その前半は第二次性徴の出現に代表されるような身体的変化が活発になる．口腔の状況としては，混合歯列期から，第二大臼歯，第三大臼歯の萌出により永久歯列が完成する時期である．

　青年期では受験勉強，クラブ活動，趣味などを中心とした生活を送るようになり，生活リズムが不規則になり，砂糖を多く含む飲食や就寝前の飲食も増加するなど食生活が乱れることがある．さらに口腔清掃に関しては，自我の発達や第二反抗期で保護者の介入を避けたり，保護者も介入しなくなるなど，う蝕や歯周病のリスクが高まる時期である．

　平成28年（2016）の歯科疾患実態調査によると，15～19歳のう蝕有病者率（男女総数）は47.1％であり，平成5年（1993）94.9％，平成11年（1999）88.9％，平成17年（2005）73.9％，平成23年（2011）63.7％と徐々に減少しているものの依然として50％近い者がう蝕を有しており，歯肉出血がある者も15～19歳で30.6％となっている．

　永久歯列が完成し，その後の口腔衛生習慣を左右するこの時期に，う蝕や歯周病を予防する方法を知り，口腔衛生を実践できる力を身につけて，自分で口腔の健康を管理できるようになることが重要である．

口腔内の観察

　この時期は，自分の容姿に関心が高くなる時期でもある．健康的な美しさを印象づける口に関心を持つように指導すると効果的である．自分の歯肉の病的な変化に気づく観察力を身につけてもらうことが大切である．

■ 歯肉の観察

　健康な歯肉の特徴は，色は薄いピンク色といわれるが，日本人の場合はやや黄色が含まれているサーモンピンク色であり，歯間部の歯肉は三角形に入り込んで引き締まっている（図3-11a）．弾力があり，ブラッシングや触っただけで出血することはない．

　歯肉炎の歯肉は，色は赤みを帯びたピンク色で，歯間部の歯肉に炎症があり，丸みを帯び腫れている（図3-11b）．ブラッシング時に出血することがある．とくに思春期の女性は，女性ホルモンの分泌が盛んになるので，この影響から歯肉炎になりやすくなる（思春期性歯肉炎）．

　また，この時期は侵襲性歯周炎を発病しやすい．この歯周炎は，第一大臼歯と切歯部の高度な垂直性骨欠損が特徴であるが，炎症所見が強くないために気づくのが遅れる．進行がはやいので早期発見と歯科医院への受診が必要である．

■ プラークの付着部位（図3-12）

　プラークが付着しやすい部位，磨き残しやすい部位を知り，う蝕や歯周病を予防するためのブラッシングのポイントがわかるように指導する．

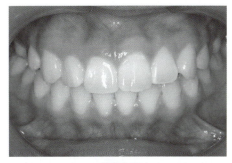
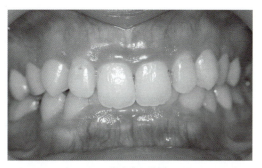

a：健康な歯肉　　　　　　　　　b：歯肉炎の歯肉

● 図 3-11　歯肉の観察 ●

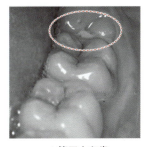
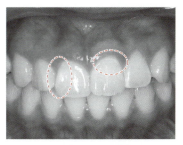
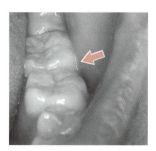

a：第三大臼歯　　　　b：歯間部，歯頸部　　　　c：大臼歯の頬側

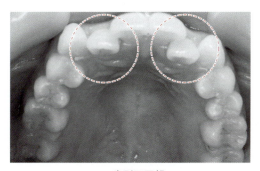

d：歯列不正部

● 図 3-12　プラークの付着部位 ●

> **コラム**
>
> ### 気になる口臭
>
> 　青年期，とくに中学生から高校生くらいの時期に「思春期性口臭」といわれる口臭が発生することがある．個人差はあるものの，その原因は口腔内微生物の種類，常在細菌叢の変化やホルモンの影響といわれ，味の濃い食事，朝食抜き，ストレス，歯列不正，う蝕，ブラッシング不足によって悪化することもある．
> 　規則正しい生活と就寝前の十分なブラッシングを心がけ，う蝕があれば歯科医院を受診し，水分不足の場合は炭酸飲料ではなく水を十分に摂取する．
> 　口腔内に原因がなければ自然に消失するので，気にし過ぎないことである．

青年期では，生えはじめの幼弱な第二大臼歯や第三大臼歯に注意が必要である．一番奥で歯肉がおおっているので生えてきたことに気づくのが遅れる場合や，他の歯より高さが低いので咬合面の複雑な溝に歯ブラシが届いていない場合もある．とくに第三大臼歯は，スペース不足から斜めに萌出したり，低い状態で萌出が止まってしまうこともある．
　また，歯間部や歯頸部，大臼歯の頰側など，食物や唾液の自浄作用が働きにくい部分にもプラークが付着しやすく，さらに歯列不正や歯列矯正中であるとプラークが停滞しやすい．
　プラークが停滞している部分はう蝕になりやすいので，ブラッシング後には，歯の色をよく観察して白く濁っていないか，黒く変色していないか鏡でチェックする．変色がある場合はう蝕になっている可能性があるので，歯科医院を受診する．

指導のポイント

　この時期の注意点は歯肉炎から歯周炎への進行である．歯周病予防を考えたセルフケアを実践していく．第三大臼歯（智歯）の萌出が見られることもあるが，形態や位置など萌出の異常が多いため，歯ブラシは届きにくく，汚れやすい．そのため，周囲の組織に炎症（智歯周囲炎）を起こしやすい．また，スポーツなどによる歯の損傷も多くなるので，マウスガード（図3-13）などの安全対策も必要となる．
　指導の際は，個々の生活パターンを知り，無理のないところから改善点を見つける．食生活，とくに砂糖を多く含む飲料の摂取や就寝前の飲食などについて聞き取りを行う．指導時間はポイントを押さえて長くならないように工夫し，達成する目標に向かって，自分自身で問題を見いだし解決できるようにサポートする．

ブラッシングの方法

　青年期は保護者が介入していたブラッシングを卒業し，自分で口腔清掃技術を学び実践していく時期である．

用具の選択

■歯ブラシ
　この時期はまだ保護者が購入する歯ブラシを使用することが多いが，自分の歯列に合ったものを自分で選び，保護者に提案できるようになることが望ましい．
　永久歯列は完成するが，咬合が変化し，口腔内の状況も不安定である．歯列が小さく奥が狭い場合は，ヘッドが小さめのコンパクトやミニの歯ブラシを選び，歯列不正部や歯間部で歯ブラシを縦にしてサイドを使用する場合は，サイドがまっすぐなもののほうが毛先を合わせやすい（図3-14）．

■デンタルフロス（p.30参照）
　初心者はワックス付きを選択するほうが，隣接面にスムーズに挿入できるので違和感が少ない．また，うまく挿入できない場合はホルダー付きでもよいが，糸の部分が短く，同じ部

分を使用するので，よくプラークを洗い流してから次の部位へ移動する．
■ **タフトブラシ**（p.36 参照）

　毛束が小さく毛先に力が集中するため，歯ブラシよりやや軟らかめの毛のものを選択し，歯肉に違和感がないように使用する．
■ **歯磨剤**（p.42〜51 参照）

　う蝕を予防するためのフッ化物配合歯磨剤を選択するとよい．歯肉炎や歯周炎がある場合は，殺菌効果のある歯磨剤を選択する．

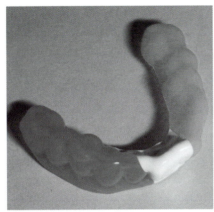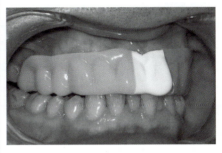

歯やその周囲組織の外傷発生やダメージを軽減するため，上顎の歯列を軟性樹脂でおおう

図 3-13　マウスガード

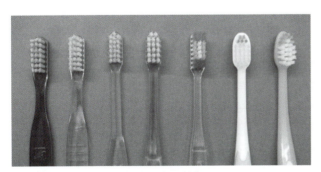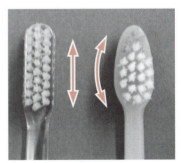

a：小さめヘッド　　　　　　　　　　　b：サイドの形状

図 3-14　歯ブラシ

ブラッシングの方法

■ **全体**

　歯ブラシの毛先を歯面に直角または歯頸部に向けてあて，小さく動かしてブラッシングする（図 3-15）．押しつけ過ぎると毛先が動かないためプラークがうまく取れず，大きく動かすと表面のプラークしか取れない．やさしくあてて小さく小刻みに動かしたほうが，毛先が歯間部や咬合面の溝などに入りやすくなる（図 3-16）．歯頸部付近は，歯肉にも触れるのでマッサージ効果も期待できる．

■ **第二大臼歯，第三大臼歯**

　鏡でよく観察しながら，歯ブラシを少し立てて先端部分が歯にあたるようにしてやさしい力で磨く．強い力で磨くと周辺の歯肉を傷つけ，炎症を起こすことがある．

　歯ブラシが前方の歯にぶつかる場合は，歯ブラシを横から入れてブラシのつま先部分を使用するか，歯ブラシではうまくあたらない場合には，タフトブラシを使用して，先端をクルクルと回すように動かすとよい（図 3-17）．

■ **歯間部**

　歯ブラシを小さく動かして毛先でプラークを除去するが，隣接面中央は毛先が届かない．青年期の歯間部は狭いので，デンタルフロスが有効である．指巻き法やサークル法で両手を使って全体をフロッシングする（図 3-18）．うまく操作できない場合はホルダー付きデンタルフロスを使用する（図 3-19）．はじめて使用する場合は，フロスを一気に挿入し，歯肉を傷つけてしまうことがあるので注意が必要である．のこぎりを引くようにゆっくり挿入して，左右1面ずつぴったり沿わせて動かす．歯列不正部はタフトブラシを使用してもよい（図 3-20）．

■ **歯列矯正をしている場合**

　矯正用の歯ブラシを使用する（4章「5　矯正装置装着者」参照）．

　矯正用歯ブラシには屋根型，U字型，2列植毛などさまざまな形態のものがあるが，装置の形態や歯列によって選択する（p.126，図 4-5 参照）．

■ **ブラッシングの習慣化**

　ブラッシング技術を学んだら，習慣化することが大切である．

　う蝕も歯肉炎も生活習慣病といわれ，規則正しい生活リズム，食生活，ブラッシングを実践できれば，予防することも可能である．さらに，歯科医院で日常のブラッシングのチェックとプロフェッショナルケアを受ければ，成人期以降の自分の口腔の健康を守ることにつながる．

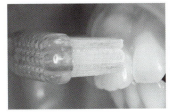 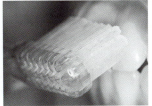

図 3-15 歯頸部

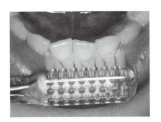

図 3-16 歯間部

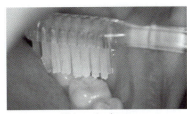

横から歯ブラシ

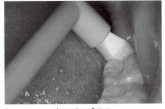

タフトブラシ

図 3-17 最後臼歯

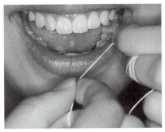

口唇・頰の排除

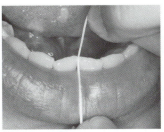

歯間部での挿入

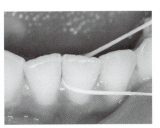

動かし方

図 3-18 隣接面：デンタルフロス

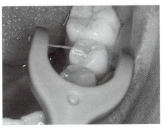

図 3-19 隣接面：
ホルダー付きデンタルフロス

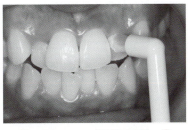

図 3-20 歯列不正部

3 ライフステージ別オーラルヘルスケア

4 成人期（老年期）

成人期

　成人期とは20～64歳までの時期で，保健行動の一部を保護者が支援してきた青年期までとは異なり，健康について自己診断や自己管理の能力が求められる時期である．

　成人期は家庭や職場で重責を担う時期であり，忙しさから生活が不規則になったり，ストレスや運動不足のほか，外食や飲酒の機会が増えて栄養バランスが崩れたりと，健康を妨げる要因が一気に増える時期でもある．

　平成28年（2016）歯科疾患実態調査によると，20～24歳のう蝕有病者率は78.6％で，前回より11.3％減少しているが，35歳以降の年齢群では高い状況である．歯肉の状況も4 mm以上の歯周ポケットを有する者の割合が25～34歳で32.4％，45～54歳で49.5％であり，この時期から歯の喪失が問題となりはじめる．口腔内には歯の喪失により，ブリッジやインプラント処置などが行われる．補綴物の構造，種類によっては自浄作用が及びにくいため，いろいろな清掃補助用具が必要になる．

　う蝕や歯周病が重症化しないためにも，個々の口腔状況に応じた口腔衛生習慣を継続させ，歯周病のリスク因子である喫煙，食習慣などの生活習慣の改善も図ることが重要である．

老年期

　老年期とは65歳以上で，65～74歳を前期高齢者，75歳以上を後期高齢者としている．
　この時期になると複数の疾患を抱えていることが多くなり，年齢段階別受療率は入院，外来ともに65歳以上が著しく高い割合となっている．老年期では，老化現象として機能の低下，形態的には退行性変化が認められるようになるが，個人差も大きい．
　口腔では，加齢や歯周病による歯肉退縮によって，歯根の一部が露出するとその部分は歯根面う蝕になりやすい．老年期は成人期に比べて咀嚼機能が低下したり，口腔周囲の表情筋の弛緩によって唾液の流れが変化する．薬物による唾液分泌の減少が認められると，さらに唾液の作用を受けにくくなり，う蝕感受性は高くなる．
　平成28年（2016）歯科疾患実態調査によると，歯肉の状況は4 mm以上の歯周ポケットを有する者の割合が，65～69歳で60.5％あり，老年期には歯周病が原因で喪失する歯の割合が増加する．1人平均現在歯数は80～84歳15.3本，85歳以上10.7本となっている．老年期は補綴物，とくに義歯の使用が増加する時期であり，65～69歳では約70％，75～79歳では約80％の人が補綴物（ブリッジ，部分床義歯，全部床義歯）を装着している．80歳代以降は全部床義歯の装着者が増加してくる．
　80歳で20本以上の歯を有する者（8020達成者）の割合が51.2％になり，老年期は多くの歯が残存し，また，複数の種類の補綴物や義歯を装着している者がおり，口腔衛生に対する配慮の必要性が増加してくる時期である．

口腔内の観察

歯，歯肉，舌などの状況を観察し，評価できるようになることが大切である（図 3-21）．

① プラークが付着しやすい部位は，歯頸部，隣接面，咬合面である．
② 歯と歯の間や歯頸部の歯肉が丸みを帯びて膨らんでいないか．
③ ブラッシング時に出血はないか．
④ 歯肉の退縮はないか．
⑤ 二次う蝕や歯頸部，隣接面にう蝕はないか．
⑥ クラウン，ブリッジの装着や義歯の使用はあるか．
⑦ 舌苔の付着はないか．

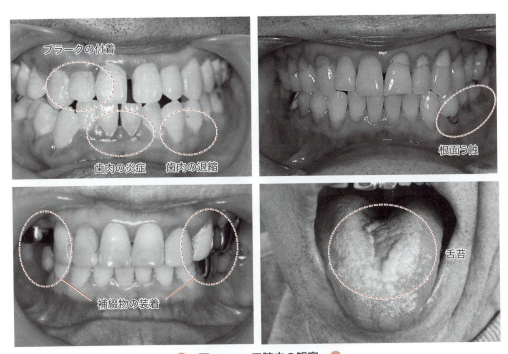

図 3-21 口腔内の観察

> **コラム**
>
> **咬耗と摩耗**
>
> 　咬耗とは，歯と歯が噛み合わされることによってエナメル質が減ってしまった状態である．加齢に伴って長年の噛み合わせによる咬耗が生じるが，若年者でも歯と歯の早期接触があると強い咬合力が加わり咬耗が生じる．
> 　これに対して摩耗とは，ブラッシング時における歯ブラシなどの機械的刺激によって歯質に欠損が起こった状態である．

指導のポイント

指導にあたっては個々の生活スタイルを考慮し，口腔内の状況に応じた清掃方法のアドバイスと用具の選択が大切である．

ブラッシングの方法

成人期のブラッシングでとくに重要な部分は歯頸部と歯間部の清掃である．歯ブラシによるブラッシングに加え，歯間ブラシなどの清掃補助用具の使用が欠かせない．義歯を使用している場合には，残存歯のブラッシングとあわせて義歯の清掃が重要である．

■ **歯頸部のブラッシング**（図 3-22）

歯頸部のブラッシングには，幅の小さい歯ブラシのほうが磨きやすい．歯ブラシの毛先を歯頸部にあて，やさしい力で小刻みに動かす．しかし，ブラッシングの巧緻性が低下すると，幅が小さい歯ブラシの場合は歯頸部に毛先があたりにくく，磨き残しが多くなったり，ストロークの安定しない場合がある．そのような場合には，幅の大きい歯ブラシを用いる．歯ブラシの幅はその人のブラッシングスキルに合ったものを選ぶ必要がある．

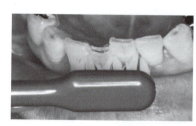

a：幅の小さい歯ブラシ

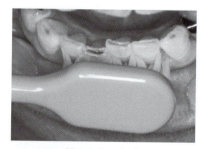

b：幅の大きい歯ブラシ

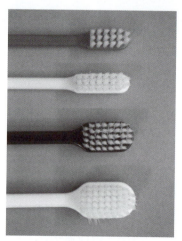

c：幅の違う歯ブラシ

図 3-22 歯頸部のブラッシング

また，磨き残しが多い場合は，ブラッシング時間を長く，丁寧に磨くようアドバイスする．日常生活で定着しにくい場合は，短時間で効率よくブラッシングを行うために，植毛部が大きめの歯ブラシを選択することもある．毛の硬さは，かためのほうが刷掃効果は高くなるが，過度のブラッシング圧によって為害性が生じることもあるため注意が必要である．

■ 歯肉に炎症がある場合（図 3-23）
　歯肉に炎症のある場合には，歯ブラシの毛先を歯肉の方向に向けて，やさしい力で小刻みに動かす（バス法）．毛が細く密毛の歯ブラシを選択することで歯肉にかかる力を分散することができ，毛先が歯肉にあたっても不快感が少なく，適度なマッサージ効果も期待できる．

■ 歯肉退縮が認められる場合，ブラッシング圧が強い場合（図 3-24）
　歯肉退縮が認められたり，ブラッシング圧が強い場合には，口腔組織に対する為害性が生じるので，毛が太く硬い歯ブラシは用いないようにする．植毛部が小さめの歯ブラシはブラッシング圧が狭い面積に集中しやすいが，密毛のものはブラッシング圧の集中を防ぐことができる．歯肉退縮が認められたり，ブラッシング圧が強い場合は，ブラッシング圧に対する指導と適切な歯ブラシの選択が大切である．

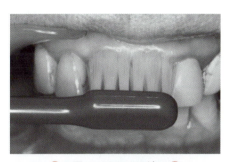

図 3-23　バス法

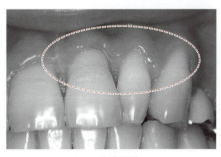 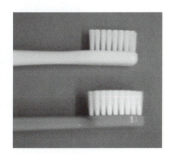

a：歯肉退縮　　　　　　　b：植毛部の大きさ

図 3-24　歯ブラシの選択

■ **歯間部の清掃**

　歯間部の清掃は歯周病予防において重要で，歯間清掃を日常のセルフケアに定着させることが歯周病予防のポイントとなる．歯肉退縮が認められる場合は，デンタルフロスよりも歯間ブラシのほうが効果的に歯間部を清掃できる．

　歯間ブラシの大きさやブラシの形態は，口腔の状態によって選択する．歯間ブラシの大きさは，歯間部に達するときに軽い抵抗があるくらいの大きさを選ぶようにする．選択した歯間ブラシが細いと清掃効果が低下し，歯間ブラシが大き過ぎるとブラッシング圧が過剰になり，歯質や歯肉がダメージを受けやすくなる．ハンドルの形態には，ストレート型，カーブ型，アングル型がある（p.35，図 2-9 参照）．カーブ型，アングル型は臼歯部に使いやすく，アングル型は臼歯部の舌側部に使いやすい．ストレート型を臼歯部に用いる場合には，先端を折り曲げて使用するとよい（図 3-25）．

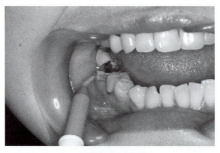

a：ストレート型

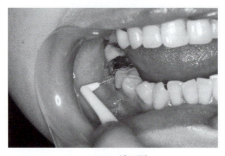

b：アングル型

図 3-25　歯間ブラシ

■ 義歯の鉤歯・孤立歯の清掃（図 3-26，3-27）
　義歯の鉤（クラスプ）がかかっている歯（鉤歯）や孤立歯は，プラークが付着しやすいので，歯ブラシや小歯ブラシ，タフトブラシを用いて丁寧なブラッシングを行う．小歯ブラシやタフトブラシは細かい部分にあてやすいが，巧緻性が低下したときには歯ブラシを用いるほうがよい場合もある．

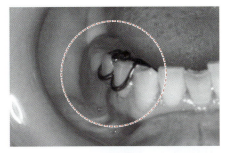
a：義歯装着

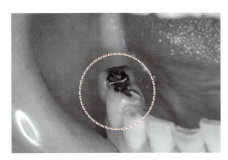
b：鉤　歯

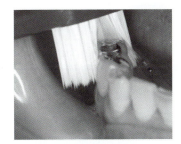
c：歯ブラシ使用

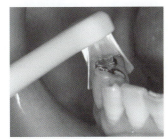
d：小歯ブラシ使用

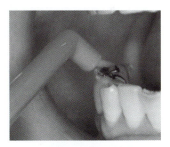
e：タフトブラシ使用

図 3-26　義歯の鉤歯の清掃

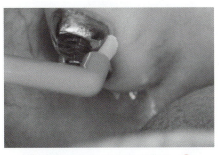

図 3-27　孤立歯の清掃

■ **ブリッジのポンティック部分の清掃**（図 3-28）
　ブリッジは取り外しができないため，自分の歯以上に丁寧に磨く必要がある．ブリッジのポンティック基底部の清掃は，歯間ブラシやスーパーフロスを用いてフロッシングする．基底部の形態によって歯間ブラシが入りにくい場合はスーパーフロス（p.30 参照）を用いる．

■ **義歯の清掃**（図 3-29）
　義歯を装着している場合は毎食後に義歯の清掃を行う．義歯の落下による破損を防ぐため，水を張った洗面器などの上で義歯用ブラシを用い，流水下で粘膜面，人工歯部分，クラスプ（義歯の鉤）部分を清掃する．クラスプ部分は汚れが付着しやすいが，清掃時に無理な力を加えるとクラスプの変形をまねくので，やさしく丁寧に清掃する．就寝時は義歯を外して水中に保管する．その場合，義歯用洗浄剤を用いることで，義歯レジン内部に入り込んだ汚れや微生物などを化学的に効率よく除去することができる．

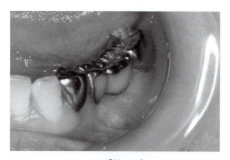

a：ブリッジ

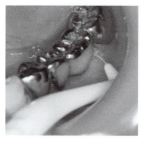

b：歯間ブラシ使用

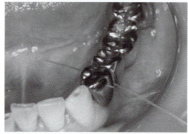

c：スーパーフロス使用

図 3-28　ブリッジの清掃

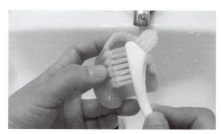

a：人工歯部分の清掃

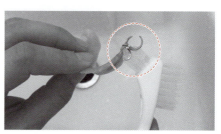

b：クラスプ部分の清掃

図 3-29　義歯の清掃

■**舌の清掃**（図 3-30，2 章・4 章参照）
　舌苔の付着は味覚の阻害や口臭の原因になる．舌の清掃には舌ブラシを使用し，奥から手前にゆっくりと軽い力でかき出す．
　舌ブラシには，ブラシタイプやプラスチック製など，いろいろな種類があるが，ブラシタイプが一般的である．

■**ブラッシング習慣の継続**
　成人期では個々の口腔に応じた正しいブラッシング技術を身につけ，継続することが大切である．とくに成人期以降の歯周病の増加を防ぐためには予防が重要であり，リスク因子である喫煙，食習慣，歯間部清掃用具の使用，ブラッシング状況などの生活習慣の改善を図ることが必要である．さらに，セルフケアと定期的なプロフェッショナルケアの相補的ケアを行うことで，う蝕や歯周病を予防することが可能となり，健康な口腔を維持することが，老年期の QOL の向上につながる．

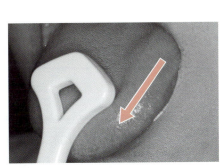
a：舌の清掃

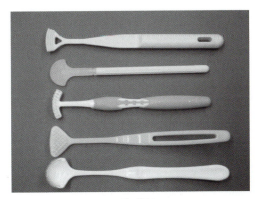
b：舌ブラシ

図 3-30　舌の清掃

5 妊産婦

妊娠中の口腔内は，う蝕や歯周病のリスクが高くなる．その要因の1つは，つわり（悪阻）といわれる妊娠5～6週ころから12～16週ころまで続く，悪心，嘔吐，食欲不振などの消化器症状である．歯磨きをすると吐き気が誘発され，口腔清掃が困難になる．さらに妊娠によって嗜好が変化したり，食事回数が増加することから唾液のpH低下やプラーク量が増加する．

そのほかにも妊娠するとエストロゲン，プロゲステロンなどの女性ホルモンの分泌が増加し，このホルモンによって特定の菌種の発育が促進されて歯肉炎を引き起こす「妊娠性歯肉炎」や限局性の炎症性腫瘤である「妊娠性エプーリス」を発症させることがある．多くの場合は出産後に前の状態に戻るが，妊娠前から口腔清掃状態が悪かった場合や妊娠中や出産後は身体的な負担も多いために歯科医院への受診が遅れてしまうと歯周炎に進行してしまうこともある．また，感染症である歯周病は早産を引き起こし，低体重児出産の原因となるといわれていることから注意が必要である．

口腔内の観察

■口腔清掃状態
つわりによって歯磨きが十分にできず，プラークの取り残しがある．また，つわりがおさまっても食事回数や間食回数の増加によってプラークの量が増加するなど，口腔清掃状態は不良になりやすい．

■唾液の変化
食事，間食回数の増加，嗜好の変化（甘味嗜好，酸味嗜好）によって，唾液のpHが酸性に傾く．また，唾液分泌量の低下によって口腔が乾燥しやすくなる．

■歯周組織の変化
▶妊娠性歯肉炎：妊娠2か月ころから歯肉辺縁や歯間乳頭が発赤，腫脹しはじめ，妊娠8か月ころまで続く．口腔清掃状態に影響を受けるが，後期から出産後は妊娠前の状態に回復する．

▶妊娠性エプーリス：妊娠中期に発症することが多い．歯間乳頭部の歯肉に好発する深紅色，有茎性の炎症性増殖で，無痛性であるが容易に出血する．

指導のポイント

歯ブラシは，嘔吐を考慮してヘッド部が小さいものを選び，下顎大臼歯舌側は歯ブラシのつま先部分を内側に合わせて，できるだけ歯ブラシが舌に触れないように工夫する．

臭いに過敏な人は香料の強くない歯磨剤を選ぶか水でのブラッシングでもよい．

歯磨きの姿勢は，頭部をやや下に向け唾液が奥にたまらないようにする．短時間しかできな

い場合は，う蝕や歯周病のリスクが高い咬合面，歯間部，歯頸部付近を磨く．
また，歯ブラシが入れられない場合は洗口液を使用する．

ブラッシングの方法

■ 妊娠初期

妊娠初期は，つわりに対する工夫が必要である．歯磨きの時間は食後が望ましいが，この時期は1日のうちで体調のよい時間を選んで磨く．

■ 妊娠中期

つわりが落ち着いて歯磨きができるようになったら，十分に歯磨きができていなかった臼歯部，とくに最後臼歯を丁寧に磨く．食事や間食の回数が増える場合は，食後の歯磨きを行う．妊娠中は，歯肉がデリケートになり出血しやすくなるが，出血を恐れて歯磨きができないと炎症が悪化するため，用いる歯ブラシの毛の硬さを少し軟らかいものにしたり，あてる力をやさしくするなど工夫して，プラークを確実に取り除くことが必要である．とくに咬合面，歯間部，歯頸部を丁寧に行い，う蝕や歯肉炎予防でポイントとなる歯間部にはデンタルフロスを併用するとよい．

う蝕や歯肉炎のある人は，この時期に歯科医院を受診し，治療と歯科保健指導を受ける．

■ 妊娠後期，出産後

妊娠後期になると体がだるくなり，歯磨きもおっくうになるが，この時期に適切な口腔清掃を行い，習慣化しておくことが大切である．後期から出産後しばらくの間は，体調や育児のために歯科医院への受診がむずかしくなることが多い．また，生まれたばかりの子どもの口腔内には，う蝕の原因になる細菌はいない．母親の唾液が食器などを通して子どもの口腔内に入り感染を引き起こす．う蝕の多い母親は，子どもに感染させる危険性も高くなり，早期に子どもがう蝕になってしまうことがある．

まず，自分の口腔環境をよい状態に保ち，自分と子どもをう蝕や歯周病から守り，健康な生活を送ることができるようになることが望ましい．

■ 胎児と栄養

胎児の歯は，胎生7週から乳歯の元になる歯胚が形成しはじめる．胎生4か月ころには歯胚は成長して乳前歯の石灰化がはじまり，さらに第一大臼歯の歯胚形成もはじまる．胎生5か月ころには乳歯の石灰化は進み，永久歯の前歯の歯胚形成もはじまる．出産時には，乳前歯の歯冠はかなり完成し，第一大臼歯も石灰化がはじまっている．

このように，妊娠中に乳歯のほとんどは石灰化をはじめ，永久歯の形成もはじまっているので，よい歯の元をつくるためにも，また母体の健康のためにも，栄養バランスのよい食習慣づくりに取り組むことが大切である．

6 障害（児）者

障害は，身体障害・知的障害・精神障害の3つに分類されるが，身体障害と知的障害をあわせ持つ（重複障害）場合もあり，同じ障害でも個人差が大きく，症状は多岐にわたる．

障害者の口腔保健管理は，障害の種類によって多種多様である．自分自身で健康管理を行えるようにするという目標は健常者と変わらないが，自立の困難な障害者では，口腔の健康管理において支援が必要なことが多い．そのため，本人や家族，介助者のニーズを把握し，適切な方法を選ぶことが大切である．

口腔内の観察

身体障害

身体障害がある場合は，手指の障害や運動機能障害のために歯磨きやうがいが上手にできないなど，本人が十分な口腔清掃を行うことはむずかしい．また，身体の麻痺や拘縮などから安定した姿勢がとれないため，不適切な口腔清掃の方法が誤嚥やむせをまねくことがある．誤嚥しない安全な姿勢の確保や，その人に最も適した方法などを選択する．

知的障害

知的障害がある場合は，口腔清掃に対して興味を持たせるのがむずかしく，口腔内の不潔や早期からの歯科疾患の進行が見られる．口腔感覚の未発達や口腔周囲筋，舌の低緊張のため長時間にわたり食物の滞留が見られ，口腔内はう蝕や歯肉炎を起こしやすい状況になっている．

精神障害

精神障害がある場合は，口腔清掃に対して不安を感じることが多く，口腔状態の悪化に結びつきやすい．

障害者本人によるブラッシングと介助者によるケアの比率は，疾患特有の影響やライフステージごとに変化する．また，本人のできる範囲はつねに変化していくため，各疾患の特徴を十分に把握したうえで，定期的に本人の能力を評価していく必要がある．

口腔内症状の特徴

障害がある人では，原因疾患に特徴的な歯列不正や服薬による歯肉増殖などが見られることが多い．このような人には，う蝕や歯周病も多く見られ，ブラッシングを中心とした器質的な口腔清掃が疾病予防の点から非常に重要である．

歯周病は，歯肉炎，歯周炎，さらに歯肉増殖症がある（図 3-31）．障害者の歯周病の発現率は 70～90％に及ぶと報告されている．若年者では歯肉炎が多く，年長化に伴って健常者と同

様，高頻度で歯周炎が見られるようになる．とくに緊張が強い患者や非協力的な患者では，重度の歯周炎が多く見られるので注意が必要である．

歯肉増殖症は，抗てんかん剤であるヒダントインとの関連が明らかになっているが，炎症症状がなければ増殖は見られない．したがって，日常のブラッシングでプラークの付着を取り除くことが大切である．

指導のポイント

障害者の口腔清掃を行う場合は，頭部固定，口唇・頰の排除，確認磨きが重要である．緊張の強い場合はとくに頭部や顎の固定が大切である（図3-32）．口唇と頰を排除すると歯ブラシのためのスペースができ，口腔内を観察しながら効果的なブラッシングが可能となる（図3-33, 34）．口腔内を確認しないまま行うと歯肉に外傷を生じたり，疼痛のため非協力的になることがある．

口腔清掃には歯ブラシのほかデンタルフロスや歯間ブラシを使用することが望ましい．開口保持が困難な場合は開口保持器やバイトブロックを使用するとよい（p.69，図2-36参照）．

う蝕や歯周病の原因であるプラークをコントロールすることは，障害者にとって最も基本的で重要な口腔衛生の課題であるが，歯磨きが楽しく習慣づけられるように，痛みや不快感を与えずに行うように指導することが大切である．

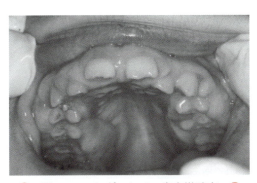

図 3-31　ヒダントイン歯肉増殖症

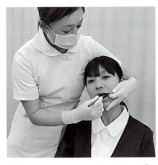

図 3-32　頭部固定

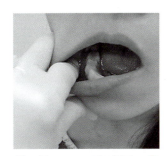

図 3-33　頰の排除

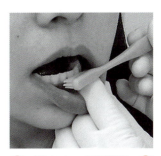

図 3-34　口唇排除

対象別のブラッシングの方法

肢体不自由者

　できる限り自分の力でブラッシングできるように指導することが大切である．能力に合わせたセルフケアが行えるように指導しながら，足りない部分を介助する．

　一般的に使用する歯ブラシは，歯肉を傷つけない，軟らかな毛先のものがよい．歯ブラシの把持が困難な場合は，歯ブラシのハンドル部分が太いものや歯ブラシのハンドル部分に補助用具を用いて太く持ちやすいように改良する（図 3-35）．

　脳性麻痺の場合には，緊張や反射などによる不随意運動があるので，上肢を効果的に機能させるために安定した姿勢をとれるよう指導するが，歯ブラシを口腔内でうまく操作することがむずかしい．動きだけではなく，力のコントロールも行いにくいため，ヘッドが大き過ぎたり，ブラシの毛が硬かったりすると口腔内を損傷することもある．逆に植毛部が小さ過ぎるとブラシがうまく歯にあたらない場合もあるので，実際に口の中で操作を確認し，歯ブラシを選択することが大切である．介護者が使用する歯ブラシは，ネックが長く，ヘッドが小さめのものを用いる（図 3-36）．

　手指のコントロールがむずかしい場合は，音波歯ブラシや電動歯ブラシなどを用いることで自立を促すことができる（図 3-37）．その場合，軽くて太めのハンドル，やさしい動き，軟らかな毛先，細長いネック，操作しやすい電源スイッチなどの構造や性能を持つものを選択する．音波歯ブラシや電動歯ブラシは，口腔内のマッサージ効果も期待できる．

知的障害者

　知的障害者は歯を磨く必要性を理解することが困難なため，習慣として定着させることがむずかしい．また，手や指の運動能力，巧みさについても発達が遅れているため，適切なブラッシングを行うことは困難である．

　知的障害者に対しては，歯磨きが楽しく習慣づけられるように，痛みや不快感を与えずに行うように指導することが大切である．

精神障害者

　精神障害者は，思考，感情と行動に障害を持っているため，その対応，コミュニケーションには注意が必要である．

　向精神薬の副作用による口腔乾燥に対しては，口腔粘膜に対する湿潤剤や洗口液の使用が有効である．

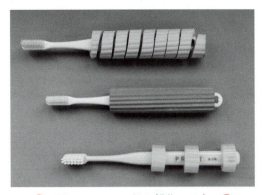

図 3-35 ハンドル部分の工夫

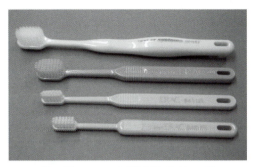

図 3-36 介護用歯ブラシ

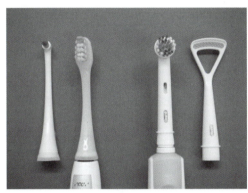

図 3-37 音波歯ブラシ，電動歯ブラシ

7 要介護者

　要介護者とは，要介護状態にある65歳以上の人，もしくは要介護状態にある40〜64歳までの人で，特定疾患（政令に定められている加齢に伴って生じる心身の変化に起因する疾病）によって，身体上か精神上の障害を有する人のことをいう．

　要介護者は，口腔の機能の低下，服薬による唾液分泌の減少，清掃不良などにより，口腔衛生状態が不良となりやすく，う蝕・歯周病の発症や進行，舌苔の付着や口臭，口腔乾燥による粘膜の炎症など，さまざまな問題が生じる．要介護者は嚥下障害を伴っていることも多く，誤嚥性肺炎（ごえんせいはいえん）の予防を含めた歯，歯肉，舌の清掃などの口腔清掃とともに，舌や口唇，顎の動きの衰退を予防することが重要である．

口腔内の観察

　口腔清掃を行う前に，口腔内の観察を行い，歯や歯肉，口腔粘膜の状態，汚れの付着状況，機能障害などを把握する．

■歯や歯肉の状況

　①歯の有無，②歯の状態，③歯の動揺の有無，④義歯の有無，⑤歯肉からの出血の有無，⑥口腔粘膜の状態，⑦乾燥状態，⑧衛生状態を観察する．

■舌の状況

　口腔清掃が不十分であったり，舌の運動機能が不良であると，舌の表面に白色や黒色の舌苔が付着する．舌苔はプラークと同様に細菌，唾液，食物残渣などが原因となってつくられ，口臭の原因にもなる（p.95，図3-21参照）．

■頰粘膜，口腔前庭

　口腔前庭には食物残渣がたまりやすいが，口腔の機能が健常であれば，うがいや頰・舌の動きで除去できる．しかし，口唇や運動機能の低下や麻痺がある場合は，食物残渣が多量に残留する．

■口　蓋

　摂食や発音時には，舌が口蓋に触れるため口蓋に汚れが付着することはない．しかし，舌の機能が低下すると，食物残渣などが付着することがある．また，乾燥した痰や剥がれた上皮などの付着が見られる．

口腔清掃の方法

□口腔清掃時の体位

　口腔清掃を行う際には，安全で楽な姿勢であることが大切である．そして口腔清掃のときに

唾液やうがいの水を誤って飲み込まないように，また，胃や食道からの逆流を防ぐなど安全性を重視する．本人が歩行や車いすで移動ができる場合は，できる限り洗面所へ移動する．移動や身体を起こすことが，寝たきりの防止や身体のリハビリにつながる．

■ **座　位**（図 3-38）
　　口腔清掃を行うときの基本的な姿勢で最も安全である．歯磨きやうがいのときは，少し前かがみにして誤嚥を防ぐ．

■ **ファーラー位（半座位）**（図 3-39）
　　上半身を 45°くらいに起こした体位をファーラー位という．ファーラー位を保つにはギャッチベッドやバックレストなどを使うことが多い．体位の保持には身体がずり落ちないよう，頭部・腋窩・膝下などを枕やクッションで支えるのが望ましい．誤嚥しやすいので頭部は枕で調整し顎が上がらないようにする．ファーラー位は食後の逆流防止の姿勢として，また，喉の奥への送り込みが悪い人は重力の利用で飲み込みがしやすくなる．

■ **側臥位**（図 3-40）
　　寝たきりで起こせないときは，身体全体を横に向け，麻痺がある場合は麻痺側を上に，健側を下にする．右側を下にした体位を右側臥位，左側を下にした体位を左側臥位という．そのとき，頭のほうを少し上げ，顎を下げると誤嚥が少ない．身体を横にできないときは，顔だけでも横に向けて誤嚥を防ぐ．

舌・口腔粘膜の清掃

　口腔前庭に食物残渣が多量に見られる場合は，スポンジブラシを用いて，回転させるようにして除去する．その際，スポンジブラシを湿らせて行うと食物残渣が除去しやすい．
　舌苔を無理やりこすって取ろうとすると出血を起こしたりする．舌苔は細菌叢の変化により生じたものなので，舌ブラシなどで軽くなぞって，数日かけて環境を変えていくことが大切である．乾燥が強いときは，口腔湿潤剤などで湿潤させてから清掃を行う．

■ **舌ブラシ**（p.101，図 3-30 参照）
■ **スポンジブラシ，粘膜用ブラシ**（図 3-41，3-42）
　　舌，頰粘膜，口蓋に付着した汚れを，スポンジブラシや粘膜用ブラシを用いて除去する場合は，基本的には奥から手前に向かって汚れをかき出すようにぬぐう（図 3-43）．上あごや，喉に近い部分は嫌がったり，嘔吐反射が起きることがあるので，上あごは最後に行う場合もある．
　　スポンジブラシは，口腔湿潤剤やデンタルリンス（図 3-44）などを含ませて使用するのに適している．スポンジブラシや粘膜ブラシを用いて口腔粘膜をマッサージすると血行がよくなる．

歯の清掃（ブラッシング）

　食物残渣や粘膜の汚れが除去できたらブラッシングを行う．
　要介護者に対するブラッシングには，やわらかめの歯ブラシを選択する．また，口腔の状況により，ネックが長く，ヘッドが小さめの歯ブラシを用いる（p.107，図 3-36 参照）．

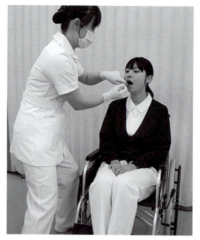

図 3-38 座 位

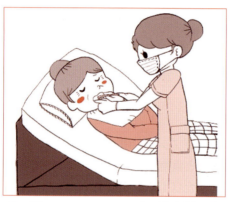

図 3-39 ファーラー位（半座位）

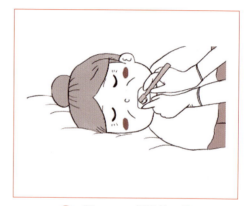

図 3-40 側臥位

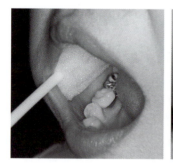
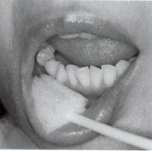

a：口腔粘膜の清掃

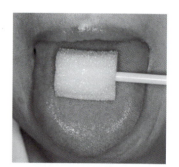

b：舌の清掃

図 3-41 スポンジブラシによる清掃

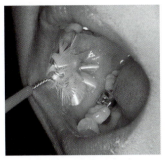
a：口腔粘膜の清掃

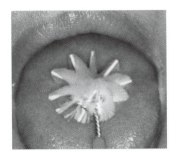
b：舌の清掃

図 3-42 粘膜用ブラシによる清掃

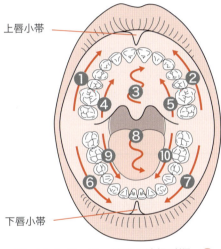

上唇小帯
下唇小帯

図 3-43 舌・粘膜の清掃手順

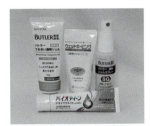
a：口腔湿潤剤

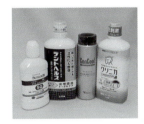
b：デンタルリンス

図 3-44 口腔湿潤剤，デンタルリンス

コラム

脱感作

　脱感作とは"過敏"を取り除く方法で，一般的には手のひらや指のはらを使い圧覚を与える．
　長期間，口から食べなかったり，口腔ケアをしなかった場合には，口への刺激がなかったことにより，口に少し触れられただけで嫌がることがある．そのような過敏な反応があると食べ物を上手に食べることがむずかしくなる．過敏な反応を除去するため，手や指を使い，弱い刺激で少しずつ慣らしていく．頰に過敏があれば，手のひら全体をやさしく頰にあて，落ち着くまであてている．すぐに手を離したりせず，落ち着いてからゆっくりと離す．脱感作は，体幹→肩→首→顔面→口腔周辺→口腔内の順に手のひら全体でしっかり行う．

- 手のひらを使い，顔面の外側から正中に向かって顔面を少しずつ触れる．
- 頰や口の周囲は，手のひらや指でやさしく触れていく．
- 口腔内に指を入れ，歯肉を臼歯から前歯に向かってさする．
- 頰の内側を伸ばしながら触れる．
- 指で慣れてきたら，徐々にスポンジブラシや歯ブラシへと段階をふんで過敏を取り除く．

ブラッシングを行う場合は口唇と頬を排除することで，歯ブラシのスペースができ，口腔内を観察しながらブラッシングを行うことができる（p. 105，図 3-33，3-34 参照）．

ブラッシング後，うがいができない患者は誤嚥しない姿勢をとるようにする．

義歯の清掃

一般的な義歯の清掃法については，p. 100 参照．

片麻痺があり，片手しか使えない場合でも義歯の清掃ができるように，ブラシを吸盤で洗面所に取りつけて使う自助ブラシもある．また，握力が低下したり，麻痺のある場合でもしっかり握れるように，把柄の形態が D 字型をしたブラシがある（図 3-45）．

対象別のブラッシングの方法

要介護者は，それぞれの症状や障害の程度の個人差が大きいので，適応性などを考慮した対応が必要になる．また，服用薬物などの問題もあり，疾患を理解したうえでのケアが重要である．自分でブラッシングが可能な場合でも，健康に対する理解が乏しい場合や身体障害があると，介助者による口腔清掃が必要になる．定期的な歯科管理が必須となる．

嚥下障害

食物を経口摂取していない場合でも口腔内は不潔になるので，口腔清掃は必ず行う．嚥下障害がある場合には，うがいができない，口唇から水がこぼれる，口にたまった水分を誤嚥するなどの症状が見られる．ブラッシングの際，吸引ブラシ，吸引器などを用いることで誤嚥のリスクを抑えることができる（p. 70，図 2-37 参照）．口腔乾燥が見られる場合は湿潤剤などを使用する．

脳血管障害

脳血管障害では，後遺症として口腔や咽頭に麻痺や感覚障害を生じる．口腔内に麻痺があると，筋肉の動きや感覚が鈍くなることで麻痺側に食物残渣が停滞する．

介助下の口腔清掃では，口腔や咽頭の麻痺側に流れ込んだ水分を誤嚥する場合があるため，姿勢は麻痺側を上にして，麻痺のない健側を下にするとよい．

本人によるブラッシングでは麻痺側の手が使えないため，利き手交換の訓練が必要になる．握力が弱い場合は，歯ブラシ自体を持ちやすく改良したり，ハンドルの太い歯ブラシを用いる．歯ブラシをうまく動かすことができない場合は，音波歯ブラシや電動歯ブラシを利用するとよい．メーカーによっては電動のタフトブラシや舌ブラシも用意されている（p. 107，図 3-37 参照）．

認知症

認知症では，口腔清掃や歯磨きの意味が理解できなくなっていることがあるため，歯ブラシを口の中に入れようとすると抵抗することがある．そのような場合には，無理に歯ブラシを入れず，少しずつ慣れてもらうことが大切である．ブラッシング時に痛みの経験をすると，口腔

ケアに対して拒否行動をとることが多い．ブラッシングを行うときは歯ブラシを歯肉や粘膜にあてないようにする．かための毛の歯ブラシを使うと痛みを感じることがあるため，毛先が細く，やわらかめの歯ブラシを使用したほうがよい．

神経難病

　病気の進行により，食物摂取が困難になったり，唾液の分泌が減少し，口腔内の自浄作用の低下をきたしやすい．筋力低下による咀嚼や嚥下機能の低下も見られる．また，嚥下障害による食物や唾液の誤嚥により，誤嚥性肺炎を起こすこともある．

膠原病

　膠原病では，口腔乾燥（膠原病に伴うシェーグレン症候群 p.155, コラム参照）や，口腔粘膜の潰瘍（ベーチェット病）などを起こしやすく，歯肉出血・口腔粘膜への水疱などができやすい．その場合の粘膜の清掃には，軟らかいブラシを用いる（図 3-46）．また，薬物の副作用により口腔乾燥，粘膜病変，味覚障害などが生じる場合がある．口腔乾燥には湿潤剤を用いて保湿ケアを行う．

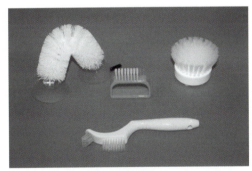
a：義歯用ブラシ

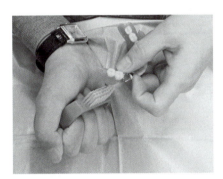
b：D字型義歯用ブラシ

図 3-45　義歯の清掃

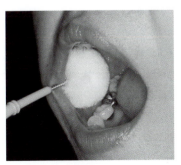
a：粘膜のケア

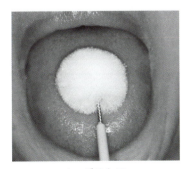
b：舌のケア

図 3-46　モアブラシ® によるケア

4

口腔環境と オーラルヘルスケア

1 磨きにくいところ
（磨き残しのあるところ）

　ブラッシングだけでプラークを完全に取り除くのはむずかしいことであるが，できるだけ磨き残しをなくして，口腔の健康維持・増進を図り，健康管理をすることが大切である．

　ブラッシングは，人々が生活習慣として日常行っている行為であるが，漠然と口腔清掃をしているのでは効果的なプラーク除去はできない．自分では上手に歯を"磨いた"つもりでも，染め出し液などを用いて調べると磨き残しがあり"磨けてない"ことが多い．たとえば，部屋をきれいに掃除したつもりでいても，よく見るとほこりがたまっている場所があるように，口腔内にもプラークの残りやすいところがあり，食物残渣やプラークがたまり，バイオフィルム（プラーク）形成の温床となっている．

　磨き残しをなくすためには，まず，磨き残しが起こりやすい場所を知ることが大切である．人にはそれぞれ磨き癖があり，磨きやすいところと磨きにくいところがある．苦手なところは磨き残しをしないように工夫することが大切である．

磨き残しが起こりやすい部位（図 4-1）

　一般に，磨き残しが起こりやすい部位は"利き手側の歯の裏側"である．つまり，右利きの人は右側，左利きの人は左側の上下顎口蓋・舌側面で，とくに上顎は磨き残しが多い．

　また，歯列が著しく悪いわけではないが，歯面に歯ブラシの毛先が届かない，あてにくい，舌や頬が邪魔になって動かしにくいなどで，次のような部位に磨き残しが多く見られる．

① 臼歯の咬合面：小窩裂溝
② 歯間部：隣接面
③ 歯頸部：歯と歯肉の境目
④ 最後臼歯の遠心部
⑤ 前歯の裏側：口蓋・舌側面

　このような部位のプラークを歯磨きだけで完全に取り除くことはむずかしいが，できるだけ工夫して磨き残しがないようにすることが大切である．歯ブラシ以外の清掃補助用具を用いることによって，容易に清掃できることもあるので工夫する必要がある．

　清掃補助用具の使用では，歯間部隣接面の清掃で歯間空隙が狭い場合はデンタルフロス，歯間空隙が大きい場合は歯間ブラシを用いるとよい．また，臼歯の咬合面，歯頸部や最後臼歯の遠心部などの清掃にはタフトブラシを用いると効果的である．

口腔清掃がしにくい口腔環境（図 4-1）

成長期や加齢により，口腔環境が著しく変化して口腔清掃がしにくい状況になることがある．

■ **口腔清掃がしにくい特別な口腔環境**
① 混合歯列期（乳歯と永久歯の交換期で萌出途上の歯）
② 矯正装置装着者（ブラケット周辺）
③ 補綴物装着者（クラウンのマージンやブリッジのポンティク底部，インプラント）
④ 着脱可能な床義歯装着者（保持装置のクラスプ周辺や粘膜床の部分）
⑤ 孤立歯のある人
⑥ 根面露出のある人（根面う蝕が発生しやすい）
⑦ 口腔乾燥のある人（自浄性が悪い）
⑧ 歯周ポケットのあるところ（歯周病）
⑨ 舌背（舌乳頭）
⑩ 口腔外科手術後の術部周辺
⑪ その他（口が開かない，嘔吐反射がある）

このような口腔環境になると，清掃がしにくく汚れが残りやすくなるので，清掃補助用具を用いるなど，丁寧な口腔清掃が必要である．それぞれの口腔環境に対する清掃法は，本章を含め，3章にもあるので参照して工夫する．

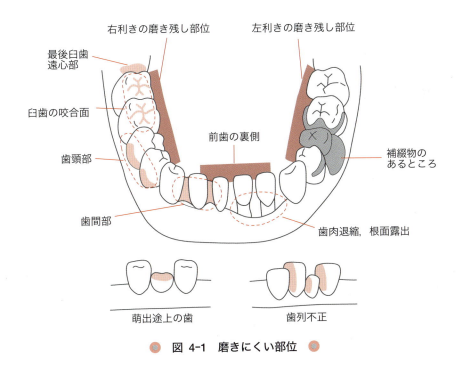

図 4-1 磨きにくい部位

2 歯間空隙 孤立歯

歯と歯の間の隙間や，隣接する歯がなく1本だけになっているような場合には，通常のブラッシングだけで完全にプラークを除去することはむずかしく，不潔になりやすい．そのため，歯ブラシだけでなく，歯ブラシ以外の清掃用具を併用する必要がある．

歯間空隙（くうげき）

歯間空隙（interdental space）（図 4-2a）は歯と歯の間の隙間で，顎の大きさに対して歯のサイズが小さいことや先天的な歯数不足などの原因によって起こる空隙である．また，食べ物が挟まったり（フードインパクション；食片圧入），歯周病などによって歯槽骨が吸収すると，歯間乳頭が退縮して空隙が拡大する．このような空隙を歯間鼓形空隙（図 4-2c）という．空隙が拡大すると食物残渣やプラークが残存しやすくなり，その除去もむずかしい．

ケアのポイント

通常のブラッシングだけでは十分にプラークを除去できないので，清掃補助用具を用いて清掃効果を高める（2章参照）．
- ▶歯ブラシの毛先を空隙に入れて，小さく細かく動かす．
- ▶清掃補助用具を使用する：デンタルフロス，歯間ブラシ，タフトブラシ，トゥースピック（小楊枝）など．
- ▶個人によって空隙の大きさや形態が異なるため，状況に合った清掃用具を選択する．
- ▶デンタルフロスや歯間ブラシなどの清掃補助用具は，プラーク除去効果は高いが，正しく使用しないと歯肉や歯に害を及ぼすので注意する．

孤立歯

孤立歯（図 4-2b）とは隣接する歯がない状態をいう．この状態が長く続くと，孤立歯が傾斜したり，対合歯が空隙に移動（挺出）してしまう．傾斜によって不要な空隙ができると清掃がむずかしくなり，食物残渣やプラークが停滞しやすくなる．また，歯の移動によって食塊形成や嚥下機能の低下が起こり，誤嚥（ごえん）性肺炎を起こす要因にもなる．

ケアのポイント

孤立歯には，欠損した部位の義歯装着で義歯のクラスプがかかる場合や，歯の動揺が見られることもある．また，状況によっては残根や根面板（支台歯の根面をおおう金属板）が入っていることもあるので注意して清掃する．

ブラッシングは小さめの歯ブラシで，いろいろな方向から歯ブラシの毛先が歯面にしっかりあたるように工夫して磨く．とくに歯頸部は磨きにくく，歯ブラシだけでは十分に清掃できな

いので，歯間ブラシやタフトブラシを併用するとよい（p.99，**図 3-27** 参照）．また，ガーゼテープや軟らかい粘膜用ブラシを用いて，包み込むように磨く方法も効果的である（**表 4-1**）．

▶歯周疾患などで孤立歯に動揺が見られる場合：切縁または咬合面から根尖方向に指で軽く押さえてブラッシングする．

▶義歯を使用している場合：義歯と接している部分は念入りに清掃し，顎堤や粘膜へのケアも行う．

▶残根や根面板の場合：歯肉辺縁や残根部，根面板との境が不潔になるので，義歯の場合と同様に，粘膜や顎堤のケアを行う．

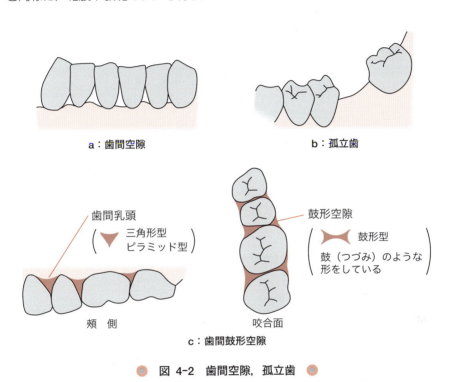

図 4-2　歯間空隙，孤立歯

表 4-1　歯間空隙や孤立歯に用いる清掃補助用具

ケアする部位	清掃補助用具
歯間空隙が比較的小さいところ	デンタルフロス，歯間ブラシ，タフトブラシ
歯間空隙が大きいところ	デンタルフロス：スーパーフロスなど凹凸のあるもの デンタルテープ，ガーゼテープ，歯間ブラシ，タフトブラシ 歯間刺激子：トゥースピック，ラバーチップ
孤立歯	タフトブラシ・小歯ブラシ，デンタルテープ，ガーゼテープ，粘膜用ブラシ
残根，根面板	やわらかめの歯ブラシ，粘膜用ブラシ

3 歯肉退縮（根面露出）知覚過敏

歯肉退縮（根面露出）

歯肉退縮とは，歯肉の辺縁が下がった状態で，次のような原因によって歯肉に過度の刺激や不要な力が加わったときに引き起こされる（p.95・97，図 3-21・3-24 参照）．

① 誤ったブラッシング
② 歯周病による炎症
③ 歯周治療
④ 咬合性外傷
⑤ 矯正治療
⑥ 歯槽骨の形態，厚み
⑦ 加齢による歯肉の量の変化

ケアのポイント

歯肉退縮が起こると歯根部が露出して清掃不良になりやすく，根面う蝕へのリスクが高くなるので十分な清掃が必要である．しかし，露出している部分はセメント質であり，力を加え過ぎると知覚過敏やくさび状欠損を起こす原因ともなるので注意しなければならない．

歯肉退縮は，歯ブラシやブラッシング法を工夫することで改善するといわれている．また，露出面は，う蝕や知覚過敏症になりやすいので，フッ化物の応用や知覚過敏用の歯磨剤を使用することも必要である．

- ▶やわらかめの歯ブラシを使用する．
- ▶歯ブラシをペングリップで持ち，ブラッシング圧がかからないようにする．
- ▶基本的には，スクラビング法を行う．
- ▶退縮しているところは磨きにくいので，毛先があたるように工夫する．
- ▶根分岐部まで歯肉退縮が進んだ場合は，清掃がむずかしくなるため，歯間ブラシやタフトブラシを使用する．

知覚過敏

　知覚過敏とは，生活歯の象牙質が露出し，温熱，冷熱，擦過や化学的刺激により，一過性の疼痛が引き起こされることをいう．頰側歯頸部に起こりやすく，犬歯や第一小臼歯に多発するといわれている．

知覚過敏のメカニズム

　象牙質知覚過敏を引き起こすメカニズムとして，最も受け入れられている説が動水力学説である．象牙質には歯髄に通じる「象牙細管」という細い管があり，この管が開いたときに温度や歯ブラシなどの刺激が加わると，象牙細管を通して歯髄に直接刺激が加わり，歯がしみたり，ひどくなると痛みを生じるというものである（図 4-3）．

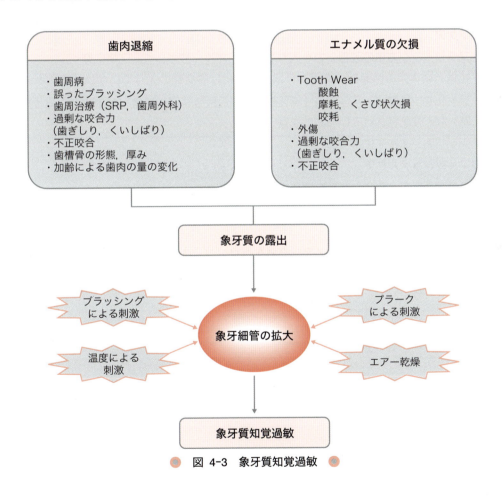

図 4-3　象牙質知覚過敏

ケアのポイント

　知覚過敏のケアでは，エナメル質を喪失させて知覚過敏を生じさせている因子を特定し，コントロールしていくことが大切である．知覚過敏の一般的なケア方法としては，セルフケアとプロフェッショナルケアがあるが，まずはブラッシング方法やフッ化物を使用するなど，セルフケアへのアプローチを優先させる．

　痛みが生じて口腔清掃が困難になると，う蝕や歯周病を誘発する．また，蓄積されたプラークからの酸によって，さらに象牙細管が開口して症状の悪化につながるので，しっかりブラッシングを行う必要性を理解させることが重要である．

　セルフケアを行っても症状が長く続く場合は，プロフェッショナルケアを実施する．具体的には，疼痛緩和としてレーザー治療やコーティング剤の塗布，レジン充塡，グラスアイオノマー充塡を行う．症状がひどい場合には抜髄を行うこともある．

■ **セルフケア**
- ▶ブラッシング方法の改善：力を入れない．小さく，やさしく，丁寧に磨く．
- ▶知覚過敏専用の歯磨剤の使用：低研磨剤または研磨剤の入っていない歯磨剤を選ぶ．フッ化物や乳酸アルミニウム（象牙細管の開口部を狭窄・封鎖），硝酸カリウム（神経鈍麻）などが配合されているものを選ぶ．
- ▶フッ化物ジェルを使用する．

■ **プロフェッショナルケア**
- ▶歯の表面にコーティング剤を塗布する．
- ▶高濃度フッ化物を塗布する．
- ▶レーザー治療を行う．
- ▶レジン充塡やグラスアイオノマー充塡を行う．
- ▶咬合調整を行う．
- ▶抜髄を行う．

4 舌苔

舌の舌背には舌乳頭と呼ばれる小突起が無数にあり，舌乳頭は，糸状乳頭，茸状乳頭，有郭乳頭，葉状乳頭の4つに分類される（図4-4）．

舌苔とは，舌背に多く見られる糸状乳頭に，食物残渣や細菌，剥離した上皮細胞などが付着したもので，白色，灰白色，黄色，褐色などがある（p.95，図3-21参照）．薄く付着しているのは生理的な状態で，厚みが増すと細菌が増殖する．

舌苔は，唾液の分泌の低下によって増加し，舌苔の量と生理的口臭の強さは関連しているといわれている．また，飲食や喫煙の影響を受けやすく，舌苔の程度によっては，誤嚥性肺炎を引き起こす恐れもあるため注意が必要である．

表 4-2 舌苔の原因

・加　齢	・消化器疾患
・喫　煙	・全身的疾患（熱性疾患，シェーグレン症候群など）
・睡眠不足	・免疫力低下
・昏　睡	・口腔内疼痛疾患
・発　熱	・口呼吸
・脱　水	・口腔乾燥（ドライマウス）
・ストレス	・舌の神経麻痺
・精神性興奮	・唾液の分泌量低下
・ビタミン欠乏	・薬物の副作用（降圧剤，向精神薬など）
・アレルギー	・抗生物質の使用

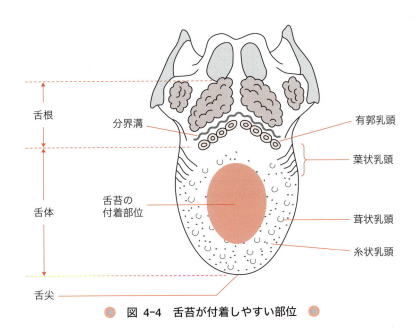

図 4-4 舌苔が付着しやすい部位

舌苔の原因

舌苔が付着する原因を表 4-2 に示す.

舌苔は，口腔疾患や摂食・嚥下障害などで舌の正常な機能が妨げられて，自浄作用が低下したり，降圧剤や向精神薬などの薬物の副作用によって唾液の分泌が低下した場合に発生する．また，局所的要因だけでなく，全身的要因との関連が多いといわれている．

ケアのポイント（p.62 参照）

舌の清掃を行うときは，舌をなるべく前方に出して，ブラシまたはへらを用いて舌背に沿わせるようにして，奥から手前にかき出すように動かす．嘔吐反射が生じることもあるため注意して行う（p.63・101，図 2-28・3-30 参照）．

舌苔を一度で完全に除去する必要はなく，軽くこすって剥がれてくるものや浮き上がってくるものを回収するような感じで行うとよい．

舌清掃用具には，へらタイプ，ブラシタイプなどいろいろな種類があるが，付着状態や舌の乾燥状態により使い分ける．普通の歯ブラシでもよいが，舌を傷つけないようブラシの毛の硬さや力加減に注意して行う．

口腔の乾燥が進み舌苔が多く付着しているときは，口腔湿潤剤を使用して乾燥状態を改善すると除去しやすくなる．口腔内が乾燥している場合には粘膜が脆弱化しているので，一気に除去しないよう注意する．力を入れて清掃を行うと味蕾を傷つけることもあるので無理に行わないようにする．

清掃を行うときの注意

- ▶舌をしっかり前方に突き出す．
- ▶清掃時に嘔吐反射が生じるときは，一瞬息を止めるなどの工夫をする．
- ▶舌根部に近い舌分界溝から前方 1/3 付近を清掃する．舌縁部や舌先端部は，あまり舌苔の付着が見られない．
- ▶舌中央部はへこんでいるのでブラシなどがあてにくい．
- ▶一度にすべての舌苔を取り除こうとしない．
- ▶溝状舌や乾燥気味の場合にはブラシタイプが使いやすい．
- ▶不必要な機械的刺激を避ける．
- ▶舌の色，舌苔の付着量などよく観察する．

5 矯正装置装着者

　矯正治療を行う目的には，審美性の改善，う蝕や歯周病の予防，発音や咀嚼障害の改善などがある．矯正治療中の口腔内は歯列不正で矯正装置を装着しているので日々のプラークコントロールが適切に行われなければ，う蝕や歯周病を引き起こすリスクが高い．矯正治療が終了し歯列はきれいになったが，う蝕や歯周病になってしまったのでは，時間をかけた矯正治療も満足できない結果となってしまう．

　歯列不正な口腔はブラッシングが難しいが，治療で装置を装着すると，さらに複雑な状態になるためブラッシングには技術を要する．したがって患者は治療開始前（矯正装置装着前）から適切なブラッシングの技術と習慣を身につけておく必要がある．治療の成功（満足度）には，日々のプラークコントロールが大切であることを，患者本人ならびに家族も認識しておく必要がある．

　また，通院の際には歯科衛生士によるプロフェッショナルケア（専門家による歯面清掃）によって，セルフケアでは十分な清掃がしにくいところ（臼歯部の装置周囲など）を管理していく必要がある．

　矯正装置は，患者自身で取り外しのできる装置とできない装置に大別され，両者とも清掃時に変形や破損しないように注意する．

取り外しのできない矯正装置の清掃方法（マルチブラケット装置）

　取り外しのできない装置の代表として，マルチブラケット装置がある．

　マルチブラケット装置は，長期間，歯に直接装置を接着する矯正装置である．ブラケットやワイヤー，フックなどの使用により，口腔内は大変複雑になり清掃がむずかしくなるため，時間をかけて丁寧にブラッシングする必要がある．

　鏡で観察しながら歯を磨くことによって，矯正装置のワイヤーなどの変形防止のほか，歯面や装置周囲に確実に歯ブラシの毛先をあてることができ，清掃効果を高めることができる．

歯ブラシの使用

　矯正装置を使用している場合も，基本となる清掃用具は歯ブラシである．

　ワイヤーを境に上下に分けて，歯ブラシの毛先をあてて磨く（図 4-5a, b）．ブラケットの周囲やアーチワイヤーの下部は，歯ブラシのつま先部分の毛先を使って1歯ずつ磨く．矯正装置用に，植毛部が工夫されている矯正用歯ブラシの使用も有効である（図 4-5c）．

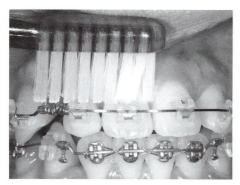
a：歯ブラシのわきを使用

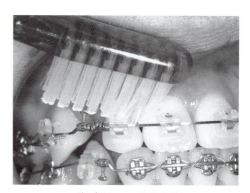
b：歯ブラシのつま先を使用

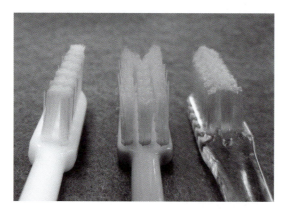

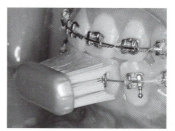
U字型

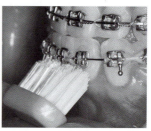
屋根型

2列　　U字型　　屋根型

c：矯正用歯ブラシ

● 図 4-5　歯ブラシの使用 ●

清掃補助用具の使用

ブラケットの周囲やアーチワイヤーの下部は，歯ブラシのみでは十分に清掃することがむずかしいので，清掃補助用具の使用が有効である．

■ タフトブラシ（p.36参照）

ブラケットの周囲，とくにブラケットと歯肉が近接した部位は，タフトブラシを使用すると容易に細部を清掃することができる（図4-6a）．

■ 歯間ブラシ（p.34参照）

タフトブラシ同様，ブラケット周囲のほか，アーチワイヤーの下部は歯間ブラシを使用すると容易に清掃することができる．また，歯の移動や抜歯によりスペースが空いた部位なども効果的に清掃できる（図4-6b）．歯間ブラシは，比較的大きめのサイズを使用すると毛先が十分に届き，操作も安定するので効率よく清掃できる．

■ 音波歯ブラシ（p.24参照）

音波歯ブラシは，音波による洗浄力（液体流動力）で直接歯ブラシの毛があたりにくい部位のプラーク除去が期待できるので，矯正治療中の複雑な口腔内の清掃には有効である．毛先以外がブラケットなどにあたると，振動で装置が破損したり，脱離したりすることがあるので，口腔内での操作には注意が必要である．

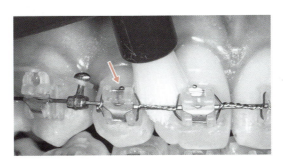

a：タフトブラシ（矢印部もタフトブラシが有効）

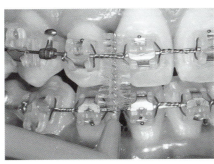 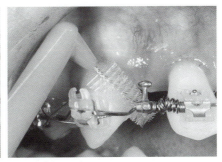

b：歯間ブラシ（Mサイズ）

図4-6 清掃補助用具の使用

取り外しのできる矯正装置の清掃方法
（拡大床，咬合挙上板，咬合斜面板，保定床リテーナーなど）

　拡大床，咬合挙上板，咬合斜面板，保定床（リテーナー）など，患者が自分で取り外しのできる矯正装置は，食事，ブラッシング時以外は口腔内に装着しているので，適切な清掃を行い清潔に保つ必要がある．

ケアのポイント

- ▶装置専用の歯ブラシを準備する：装置の清掃を行うと歯ブラシの毛先が傷みやすいので，通常のブラッシングに使用している歯ブラシとは別に，専用の歯ブラシを用いる．
- ▶安定した状態で清掃する：装置全体を磨く際は，落下による破損や変形を避けるため，タオルの上や水を張った洗面器などの上で，手のひらにのせて清掃する．
- ▶流水下で清掃する：流水下で歯ブラシを用いてプラークを洗い流すように清掃する（図4-7a）．装置の大部分はレジンとワイヤーなどで構成され，装置の裏側は凹凸があるため，プラークが付着しやすいので丁寧に清掃する．
- ▶ワイヤー部分の清掃をする：歯ブラシの毛先を使用して，変形させないように力を加減して清掃する（図4-7b）．装置のワイヤー部分にプラークを付着したままにすると歯周病やう蝕のリスクが高くなる．
- ▶洗浄剤を併用する：歯ブラシだけの清掃で装置を清潔に維持することはむずかしいので，リテーナー専用の洗浄剤を使用する．これにより，においも気にすることなく快適に使用することができる（図4-7c）．

矯正治療終了後の清掃方法

　矯正装置の撤去後，理想的に並んだ歯列を保持するために保定を行うが，治療中と同様に装置を使用するので，その周囲を十分に清掃，管理する必要がある．

　さらに，保定終了後も整った口腔内を維持するためには，定期的な口腔内の診査とプロフェッショナルケアにより，管理を継続することが大切である．

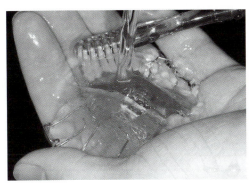
a：拡大床の清掃

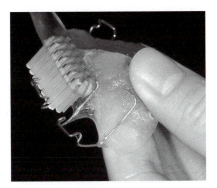
b：ワイヤー部分の清掃

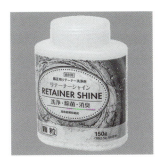
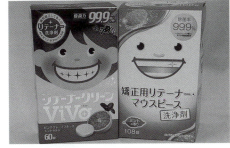
c：リテーナー洗浄剤

図 4-7　取り外しのできる矯正装置の清掃

6 補綴物装着者 クラウン ブリッジ

　失われた歯の機能を人工的に回復する処置のことを補綴処置と呼び，そのためにつくられた義歯や冠のことを補綴物という．補綴物は一般的に，クラウン，ブリッジ，部分床義歯，全部床義歯に分類され，着脱のできないものとできるものがある（図 4-8）．

　本節では，着脱のできないクラウンとブリッジについて述べる（部分床義歯・全部床義歯は，次節「7　補綴物装着者：義歯」参照）．

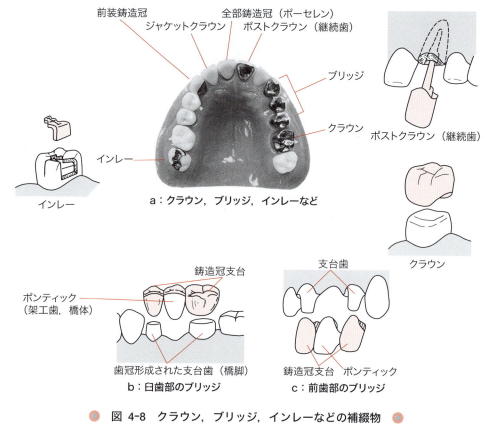

図 4-8　クラウン，ブリッジ，インレーなどの補綴物
（松田裕子 編：口腔ケア健康ガイド―歯からはじめる健康学―，p.154，学建書院，2009）

クラウン

　クラウンとは，欠損した部位の形態と機能を人工物で補う冠のことで，正しくは歯冠補綴物という．歯に冠をかぶせて治す最もよく行われている方法である．

　クラウンは，歯冠全部を被覆する全部被覆冠，歯の一部を被覆する一部被覆冠，歯根の金柱（ポスト）と歯冠全体が一体化した歯冠継続歯（ポストクラウン）に分類される．それぞれのなかに多くの種類のクラウンがあり，歯の種類や欠損部位，患者の希望により使い分ける．

クラウン装着前の注意点

　クラウンを作製するための印象採得（型取り）の時点において，歯周組織に炎症が残っていると正確な印象採得ができず，適合のよいクラウンを作製することができない．また，クラウン装着後に炎症が改善された場合には，歯肉のラインが変化して審美的な不具合が生じる．

　まず仮歯（テンポラリークラウン）を装着してセルフケアを習慣化し，歯周治療を行いながら健康な歯周組織の回復を目指す．この期間の仮歯をプロビショナルレストレーションと呼び，仮歯の調整を行いながら正しい咬み合わせを確認して，口腔内の状態に合わせた最終的補綴物の形態を決定する．歯周組織を安定させるこの期間のブラッシングは適合のよいクラウンを作製するための決め手となる（図 4-9）．

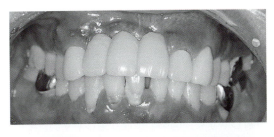

a：初診時
上顎前歯部には不良補綴物が装着されており，歯周組織の炎症が認められた．

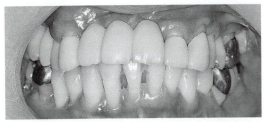

b：仮歯装着時
上顎前歯部にプロビショナルレストレーションを装着し，徹底的に歯周治療を行いながら健康な歯周組織の回復を目指した．

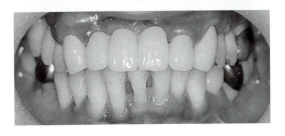

c：完成時
歯周組織も改善され，審美的にも良好な結果が得られた．

図 4-9　プロビショナルレストレーションを用いてのクラウンの装着過程

クラウン装着後のケアのポイント

　歯にかぶせられたクラウンには，全周囲にわたって歯とクラウンとの境目（クラウンマージン）がある．このマージンの下部はう蝕になりやすいので，マージン部の清掃が大切になる．

　毛先が歯とクラウンとの境目に入りやすい歯ブラシを選択してブラッシングをするとよい．しかし，過度なブラッシングにより歯肉が退縮したり，歯根が露出して根面う蝕などが生じないようにブラッシング圧やストロークに注意する．

　クラウンを装着した歯にはタフトブラシ（p.37，**図 2-11** 参照）を用いるとよい．タフトブラシはペングリップで握り，毛先を歯とクラウンとの境目に入れ，細かく振動させて磨くと効果的である．上顎の歯の裏側を磨くときにはパームグリップで握ると腕も疲れず安定して磨くことができる．なお，メーカーによって植毛の形態やネックの角度などが異なるので，毛先が適切にあたるかなど操作性を考慮して選択する．

ブリッジ

　ブリッジとは，一般に少数歯の欠損に対して用いる補綴物である．おもに欠損した両側または片側の残存歯を支台歯（橋脚）にして，橋を架けるように欠損歯の部分を人工歯（橋体）で補い支台装置をつくり，これとポンティックを連結させて一体としたものである．

　ポンティック基底面の形態には，離底型（完全自浄型），船底型，偏側型，リッジラップ型，鞍状型がある（**表 4-3**）．

ブリッジ装着後のケアのポイント

　支台歯とポンティックの間，ポンティックが歯肉と接するタイプのポンティックの歯肉に面する部分（基底面）は食物残渣やプラークが付着しやすく，歯肉の炎症が生じやすい．そのまま放置しておくと支台歯の周囲歯肉にも炎症が及ぶことになる．歯周病やう蝕を予防するには，歯ブラシと清掃補助用具の併用による丁寧な口腔清掃が必要である．

　歯ブラシで磨いたあと，歯頸部は補綴物のラインに沿ってヘッドが小さいタフトブラシで細かく磨く．また，ポンティックは基底面の形態や歯肉をよく観察し，空隙に合った適切なサイズの歯間ブラシを選択して清掃する．歯間ブラシが通らない場合は，不要な歯肉退縮を起こさないよう無理な使用は避け，スーパーフロスやデンタルフロス（p.31 参照）などを用いて清掃すると，効率よくプラークを除去することができる．スーパーフロスの場合は，フィラメントの部分をポンティックの基底面をぬぐうように動かしてプラークを除去する（p.100，**図 3-28** 参照）．

　基底面の形態はさまざまであるので，部位や審美性，清掃性のことを考慮しながら清掃用具を選ぶ．また，メインテナンス時には次のことに注意して観察する．

　　▶脱離していないか．
　　▶異常な咬耗をしていないか．
　　▶正常な咬み合わせができているか．

▶う蝕になっていないか.
▶歯肉は腫れていないか.
▶動揺はないか.

表 4-3 ポンティック基底面の形態

名　称	特　徴	自浄性 清掃性	形　態
離底型 (完全自浄型)	基底面が歯槽堤から離れ，大きな空隙がある形態	優れる	
船底型	楕円形を近遠心的に引き伸ばした形態	比較的よい	
偏側型	基底面が唇側部のみ歯槽堤におおわれる形態	比較的よい	
リッジラップ型	偏側型に比べて基底面を舌側に張り出した形態	やや劣る	
鞍状型	基底面が完全に歯槽堤におおわれる形態	悪い	

7 補綴物装着者 義　歯

義　歯

　義歯とは，歯の欠損により生じる口腔の機能と審美性の障害を回復改善することを目的とした取り外し可能な補綴物である．

　すべての歯を喪失して欠損部分をすべて人工歯で置き換えた全部床義歯（総入れ歯）と，1歯喪失から1歯残存までの部分的な欠損を補う部分床義歯（部分入れ歯）に分類される（図4-10）．

義歯の取り扱い

着　脱

　義歯の装着は，歯の位置に金具を合わせ，人工歯の部分を歯の生えている方向に押す．慣れるまでは鏡を見ながら位置を合わせる．舌で無理やりはめたり，噛み込んで入れると無理な力が加わり，変形や破折の原因となる．

　義歯の取り外しは，基本的に歯の生えている方向に指や爪で金具（クラスプ）を少しずつ引き上げる．上顎の全部床義歯が取り外しにくい場合は，指で前歯の部分を上に押し上げ，後方に隙間をつくると外しやすい．

　はじめて義歯を装着する人は，まずは義歯に慣れることが必要であり，慣れるまでに多少の時間がかかることを理解してもらうことが重要である．以前と同じように最初から何でも不自由なく食べるのが無理な場合は，軟らかいものから小さく刻んで徐々に食べはじめるようにする．発音しにくい場合は，本などを声を出して読んで練習するのもよい．

管　理

　義歯と残存歯の清掃は，義歯をいつまでも快適に長期使用するために欠かすことのできない最も重要なことである．義歯を長時間使用しているとカビの一種であるカンジダ菌を主体としたプラークが義歯に付着（デンチャープラーク）し，清掃を怠ったり，誤った手入れ方法をすると義歯性口内炎や口臭の原因となる．1日1回は義歯を一定時間外し，義歯の下の粘膜に安静と回復を与えることも大切である．

保　管

▶乾燥するとひび割れや変形の原因となるので，義歯を外したときは水に浸して保管する．
▶専用の容器を決めておくとよい．紛失や破損を防ぐことができる．
▶基本的には就寝前に義歯を外す．義歯を装着したまま就寝する場合は，歯科医師の指示に従って保管方法を決定する．

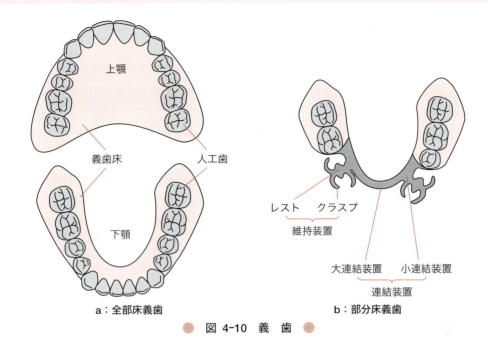

図 4-10 義歯

メインテナンス

　義歯を長期にわたり使用しているとさまざまな問題が生じてくる場合が多い．義歯の不具合を観察するだけではなく，口腔内全体を診ることが大切である．

- ▶クラスプをかける歯（鉤歯）がう蝕になっていないか．
- ▶残存歯の歯に動揺はないか．
- ▶口腔内清掃ができているか．
- ▶知覚過敏になっていないか．
- ▶義歯の清掃ができているか．
- ▶クラスプが変形，破折していないか．
- ▶義歯が不適合になっていないか．
- ▶粘膜に傷や強い圧痕がないか．

義歯安定剤（2章「13　その他」参照）

　義歯安定剤とは，維持や安定が悪い義歯を安定させるために患者自身によって応急的に使用されるもので，ペースト状，粉状，シート状などの種類があり，用途に合わせて選択する．
　義歯の維持向上や組織に損傷なく快適に用いることができるが，安定剤を用いた義歯を長期間使用すると細菌が繁殖し，歯肉や粘膜の炎症を起こして口腔カンジダ症を発症することがあるので注意が必要である．また，使用が禁忌という場合もあるので歯科医師の指導のもとで使用する．

義歯の清掃（p.64 参照）

　義歯の清掃方法には，義歯用ブラシなどを用いて行う機械的方法と，義歯洗浄剤を用いる化学的方法とがある．義歯用ブラシのみの清掃では完全に汚れを取ることができないので，義歯洗浄剤との併用が効果的である．

■ **機械的方法**
- ▶毎食後，間食後に義歯用ブラシを用いて流水下で清掃する．
- ▶清掃するときは，落として破折したり，排水口に流されないように，水を張った容器の上やタオルの上で，手にしっかり持ちながら行う．
- ▶清掃の際は，義歯専用の歯磨剤を使用する．通常の歯磨剤は使用しない．

■ **化学的方法**
- ▶義歯洗浄剤は，商品により使用法が異なるので，使用説明書を確認してから使用する．
- ▶洗浄後の義歯は流水下でよく洗い流してから使用する．

■ **清掃時の留意箇所**
① 人工歯と人工歯の間
② 人工歯と義歯床の間
③ 義歯床の内側
④ クラスプ（金具）の周囲や内面

①〜③は，義歯用ブラシの軟らかい毛先を用いて，ヌルヌル感がなくなるまでこすり洗いをする．④は硬い毛先を用いて清掃する（図 4-11）．

特殊な義歯（オーバーデンチャー）の清掃

　オーバーデンチャーとは，歯周病やう蝕で支えている骨が少なくなったとき，クラウンや支台歯の高さを低くして，その上を義歯でおおう補綴物のことである．義歯の安定と顎堤の吸収が抑えられるという長所がある．しかし，義歯床でおおわれているため，自浄作用があまり期待できず，また，支台歯の高さが低いために歯頸部にブラシをあてることがむずかしく，う蝕や歯周病になりやすいという短所もある．
　歯ブラシの毛先が流れないように注意し，多方向から磨くこととタフトブラシによる歯磨きが有用である（図 4-12）．

残存歯の清掃

　義歯だけではなく残存歯もきれいに保つように注意する．とくにクラスプのかかる歯は義歯の安定を保つうえで重要な歯であり，磨き残しが多くなる部位である．毛先を多方向からあてながら磨いたあと，タフトブラシや歯間ブラシなどを用いて念入りに磨くことが大切である（図 4-13）．

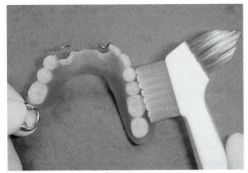 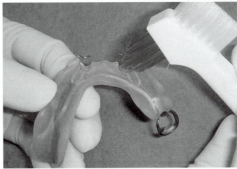

● 図 4-11 義歯の清掃 ●

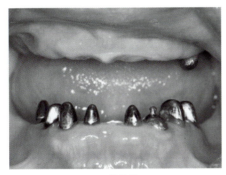 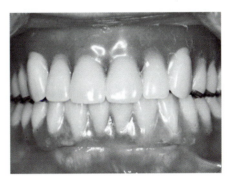

a：装着前 　　　　　　　　　　　　　b：装着後

● 図 4-12 オーバーデンチャー ●

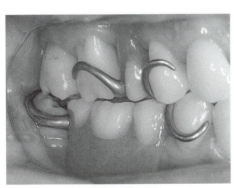 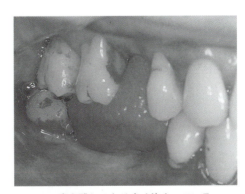

a：部分床義歯装着 　　　　　　　　　b：磨き残しのため赤く染まっている

● 図 4-13 残存歯の清掃 ●

8 インプラント装着者

インプラント

インプラントは，失った歯の欠損部の顎骨中に埋め込む人工歯根の部分であるインプラント体（フィクスチャー，生体親和性が高いチタンがおもに用いられる），上にかぶせる人工歯の部分である上部構造，その2つを連結するアバットメント（支台）の3つの部位からなる（**図 4-14**）．

近年，その治療技術は著しく進歩し，安全性も確立されてきているが，問題も多く取りざたされている．

■ **長　所**
① 違和感なく，自分の歯と同じ感覚で噛める．
② 周囲の歯を削らない．
③ 残存歯の負担を軽減でき，自分の歯を残せる．

■ **短　所**
① 手術が必要である．
② 治療期間が長い．
③ 高価である．

インプラント手術（2回法）

インプラント手術には1回法と2回法とがあるが，一般的には2回法で行われる．

骨の条件がよければ，インプラント手術を行ったその日のうちに仮歯で咬合を得ることができる場合もある（即時荷重）．

① 歯肉を切開し，専用のドリルで穴をあけ，インプラント体を骨に埋め込み，縫合する．
② 1～2週間で抜糸し，インプラントと骨が結合するのを1.5～6か月待つ．
③ しっかり結合したら，再度，歯肉を切開し，人工歯と連結させるためのアバットメントまたは治療用キャップ（ヒーリングアバットメント）を取りつける．
④ 咬合調整をし，人工歯を装着する．

なお，1回法の場合には①と③を同時に行う．患者の負担は少ないが，細菌感染などの心配がある．

インプラントの口腔ケア

手術前のケアのポイント

① 手術前よりう蝕，歯周病，咬合状態などの治療を行い，口腔内の環境を整える．
② 喫煙者の場合，インプラントと骨の接合に悪影響を及ぼす可能性があるため，必要に応じ

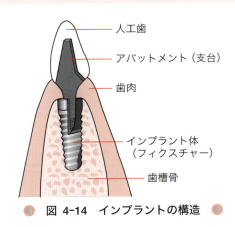

● 図 4-14 インプラントの構造

　　て禁煙指導を行う．
　③ 術前から口腔ケアに対するモチベーションを高め，徹底したプラークコントロールを行うことにより，インプラント治療で懸念される細菌感染を予防する．

手術後のケアのポイント

■ 縫合後のケア

　手術後縫合した歯肉部分や縫合糸には直接歯ブラシをあてないようにし，殺菌効果のある薬液による洗口を行い，感染防止と創面の保護を心がける．また，多数歯欠損の場合，食事が制限されるので，栄養面や摂食しやすさの観点から食生活に関するアドバイスを行う．

■ 抜糸後のケア

　抜糸直後は，縫合部はあまり刺激せず，軟らかい歯ブラシを用いて軽く磨くようにし，手術後2～3週間目からは通常の歯ブラシに戻して磨く．とくに欠損部の両隣在歯は不潔になりやすいので丁寧に磨く．治癒遅延の場合は，洗浄や消毒を頻繁に行う必要性があることを説明し，通院の必要があることを伝える．
　インプラント体上に歯肉の形態を整えるための治療用キャップ（ヒーリングアバットメント）を装着している期間のポイント磨きには，タフトブラシ（山型）が使いやすい．

最終補綴までのケアのポイント

　最終補綴物のための印象採得（型取り）を行い，最終補綴物を装着するまでの期間で適切なセルフケアの確立をさらに徹底し，患者にとって使いやすく口腔内に適した道具（歯ブラシ，歯間ブラシ，デンタルフロス，スーパーフロス，タフトブラシ）を選択する．

■ 歯ブラシ（p.39，図 2-15 参照）

　歯ブラシは毛先がラウンド仕上げの軟毛のものが適しており，歯頸部にしっかりとあて，左右に小刻みに動かしながらインプラント部を中心に1本ずつ丁寧に磨く．

■ 歯間ブラシ（p.39，図 2-16 参照）

　歯間ブラシを使用する場合は不要な歯肉退縮を防ぐように注意し，歯間鼓形空隙より少し小さめのサイズを選択し，ブラシの先端を歯冠方向へ向けて入れ，歯肉溝に汚れを押し込ま

ないように動かす．ウレタンワイヤーを使用しているインプラント用歯間ブラシもある（2章「6 特殊なケア用品」参照）．

- **デンタルフロス**（p.31, 図 2-4 参照）

  繊維が多いスーパーフロスはブリッジの基底面の清掃に使用し，歯肉溝内への過度の圧迫を避けるようにする．

- **洗口液**（2章「8 洗口液（剤）」参照）

  抗菌成分を液体によって，口腔のすみずみまで行き渡らせ，口腔内の細菌に対して化学的プラークコントロールを行う．

  医薬品，医療機器等の品質，有効性及び安全性の確保等に関する法律（旧薬事法）で「医薬品」と「医薬部外品」とに分類され，配合されている薬用成分によって効果が異なるので，口腔内の状況やニーズに合わせて選択する．

  インプラント手術の前後には，持続性と殺菌作用の高い洗口液の使用が望ましい．ヨード系は金属を腐食するので，塩化ベンゼトニウムやグルコン酸クロルヘキシジンが適している．ブラッシング前に洗口液を含ませてうがいをしたり，フロスに洗口液を浸み込ませて使用するとより効果的である．

- **口腔洗浄器**（p.40〜41 参照）

  口腔洗浄器とは，モーターを用い水流や噴霧によって口腔内を清掃するもので，歯ブラシやフロス，歯間ブラシの届かない部位の食物残渣の除去，初期のプラークを除去するクリーニング効果や水圧による歯肉のマッサージ効果がある．

  インプラントを装着している歯は，インプラント体と歯肉の境目の清掃がとくに重要であるが，歯ブラシが届きにくい場合には必要に応じて口腔洗浄器を併用する．

装着後のメインテナンス

インプラントのメインテナンスで基本となるのは，インプラント周囲への丁寧なセルフケアとプロフェッショナルケアの継続である．ブラッシングがうまく行われないと炎症を起こし，場合によってはインプラントを支える骨が吸収してうまく機能しなくなり，インプラントを撤去しなければならなくなる恐れもある．

長期にわたり安定した状態を維持していくためには定期的に受診し，エックス線撮影などにより骨の状態やインプラント上部構造の状態を確認し，早期に異常を発見することが重要である．

コラム

インプラントとフッ化物配合歯磨剤

チタン材でできたインプラントや矯正装置の使用者が 1,000 ppm 近いフッ化物イオン濃度のフッ化物配合歯磨剤を利用すると，チタン材が腐蝕しインプラント周囲炎を引き起こすので，利用を控えるべきであるという意見があり，フッ化物無配合歯磨剤が製品化され，宣伝された．これに対し，日本口腔衛生学会は情報を提供し，利用を控えるべき科学的根拠は認められなかったことと，学術的根拠の明らかな齲蝕予防効果から，天然歯を有する限りチタン製歯科材料使用者にもフッ化物配合歯磨剤の利用を推奨すべきであるとした．

9 歯周病 歯周ポケットのあるところ

歯周病

歯周病とは，4つの歯周組織（歯肉，セメント質，歯根膜，歯槽骨）に病的変化が認められるもので，歯肉炎と歯周炎に大別される．そのおもな原因は，歯の表面に付着するプラークである．

歯肉炎は，歯肉がプラークによって限局的に炎症を生じたものである（図 4-15）．歯肉に発赤・腫脹や刺激による出血が認められるが，歯周ポケットや歯の動揺，歯肉退縮などの症状は認められない．口腔清掃不良によるプラークの残存が原因であることから，そのままにしておくとプラークの成熟により，歯肉溝内に嫌気性菌が増殖して歯肉の炎症が進行する．次第に歯根膜，歯槽骨に病的変化が起こり，歯周ポケット（図 4-25 参照）が生じ，歯の動揺，歯槽骨の吸収が認められるようになる．歯面にはプラークの付着や歯石の沈着が著明であることが多く，慢性炎症が生じて歯周炎へと移行し，その進行程度により軽度，中等度，重度に分類される（図 4-16）．

歯周病の口腔ケア

歯周病とプラーク付着部位

歯周病の進行はプラークの成熟と関係があり，プラークをいかにコントロールしていくかが予防にも病状の改善にも必要となる．

① 歯頸部：上顎臼歯部と口蓋側・舌側の歯頸部は鏡を見ても見えにくく，毛先があたっているかどうかの確認がしにくい場所であるため，磨き残しや歯肉を傷つけるなどの誤ったブラッシングを起こしやすい部分である．

② 歯間部：とくに臼歯は，その形態から歯間部に歯ブラシの毛先が届きにくく，プラークが残りやすい．物が挟（はさ）まりやすくなったり，爪楊枝を使わずにはいられない状況が多くみら

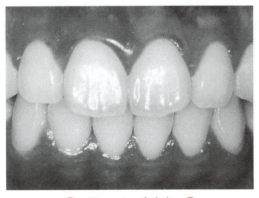

図 4-15 歯肉炎

れる（図 4-17）．

清掃用具の選択とケアのポイント

プラークを落とすための清掃用具には，歯ブラシをはじめさまざまな種類がある．

■歯ブラシ

　プラークコントロールの重要な部位は歯と歯肉の境目（歯頸部）と歯と歯の間（隣接面）となる．おもに歯ブラシでプラークを除去できる部位は歯頸部である．そのため，歯肉に毛先があたっても痛むことなく，安心して磨くことができる歯ブラシの選択が必要となる．

　歯肉に炎症のある場合や歯周病処置直後の歯ブラシの毛の硬さは「ごくやわらかめ」から「やわらかめ」のものを選択する（図 4-19）．また，歯頸部のプラークを確実に落とすために，刷毛部の列が少なく幅の狭い細身タイプの歯ブラシも有効である（図 4-20）．

　歯ブラシのおもに毛先を使用して細かく振動させるように動かし，歯頸部のプラークを除去する．歯が抜けていたり，歯列不正部などは歯ブラシを縦にして歯面の丸みに沿わせて，歯を 1 本ずつ磨くような意識を持つことが大切である（図 4-21）．

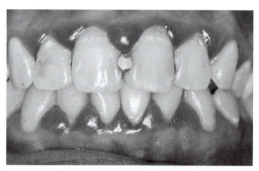

a：初期（軽度）

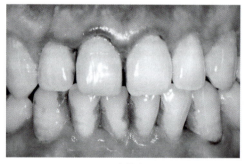

b：中等度

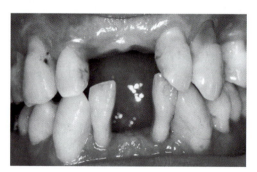

c：重　度

図 4-16　歯周炎

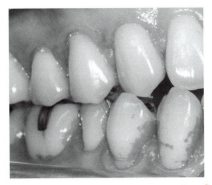
図 4-17 臼歯部のプラーク付着

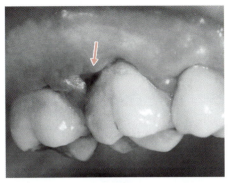
図 4-18 急性炎症を起こした歯肉

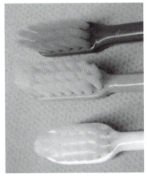
a：やわらかめの毛先

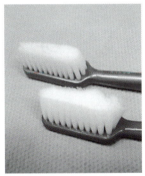
b：極端にやわらかめの毛先

図 4-19 毛先がやわらかめの歯ブラシ

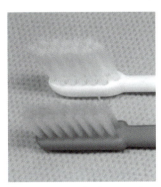
図 4-20 細身タイプの歯ブラシ

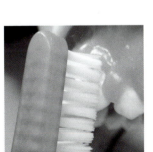
a：縦にあてる

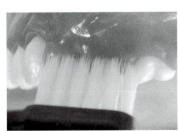
b：歯頸部

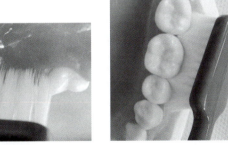
c：歯間部

図 4-21 歯ブラシの使い方

■ **歯間ブラシ**（p.34 参照）

　歯間ブラシのサイズは4S～LLまであり，毛の硬さも種類がある．歯間部の大きさに合わせて，痛みがなく無理なく挿入できるものを選択する．とくに，歯周治療を終えたばかりのときには，毛が極やわらかめのタイプの歯間ブラシ（図 4-22a）を用いるとよい．また，前歯部にはI字型，臼歯部には頬や舌を排除するためにL字型などの歯間ブラシが適している．

　歯周病により歯槽骨吸収を起こし，歯と歯の間に隙間ができた場合のプラークコントロールに有効である．歯肉に炎症症状がある場合には，サイズの選択とともに毛の硬さもソフトなものにすることで安心して応用できる（図 4-22b）．

■ **タフトブラシ，小歯ブラシ**（ワンタフトブラシ，インタースペースブラシ）（p.36 参照）

　歯周病により歯列不良や歯肉増殖を起こしている部位や，臼歯の後方など深い歯周ポケットになりやすい部分には歯ブラシが届きにくいのでプラークが残りやすい．そのような部位のプラークを除去するために用いる．毛の硬さや長さ，毛先の形態など，さまざまなものがあり，落としにくい部分に毛先が確実に届くものを選択する（図 4-23）．

　歯頸部は毛先でなでるように，歯間部はその部分で軽く振動を与えるようにして使用する．とくに，歯肉が増殖しているような部分には，やわらかめの毛先のものを使用するとよい．

■ **デンタルフロス**（p.30 参照）

　歯間部のプラークや食渣を除去するために使用する．自分で好みの長さに切って使用できる糸巻き状のものやホルダー状のもの，また，フロスにはワックスタイプ，アンワックスタイプのものがあり，糸の太さ，形態，材質などさまざまな種類がある．

　歯間部のプラークを除去することは，歯周病の予防に重要であることから，症状が出る前から使用をするとよい．最近は，極細繊維をより多くまとめてあるフロスなど，プラークを吸着して除去するのに適した商品が販売されており，歯周病の初期に使用することで口腔内環境を改善させるのに役立つ．また，歯周病により移動した歯の隣接面，軽度の歯間部歯槽骨吸収を起こしているが，歯肉におおわれており，歯間ブラシの使用がむずかしい場合など有効に使用できる（図 4-24）．

■ **歯磨剤・洗口液**（p.45，表 2-7，p.52 参照）

　歯磨剤や洗口液には，化粧品と薬用成分を配合した医薬部外品がある．歯周病に対する薬用成分として，殺菌作用を有するグルコン酸クロルヘキシジン，塩化セチルピリジニウム（CPC），塩化ベンゼトニウムなどが配合されている．

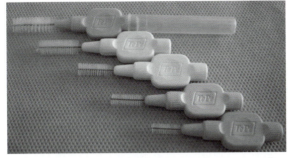
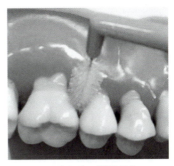

a：毛が極やわらかめの歯間ブラシ（エクストラソフト®）　　b：歯と歯の隙間部分

図 4-22　歯間ブラシの使い方

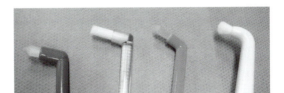

a：タフトブラシ

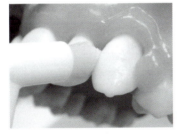
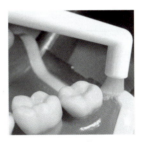
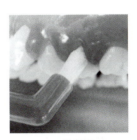

b：歯肉増殖部　　　　　　c：臼歯の後ろ　　　　　　d：炎症部

図 4-23　タフトブラシの使い方

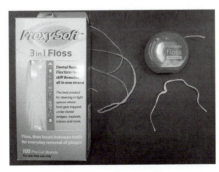
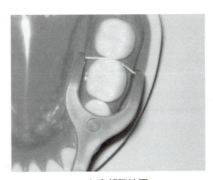

a：極細繊維が多くまとめてあるフロス　　　　b：臼歯部隣接面

図 4-24　デンタルフロスの使用

病状によるケアのポイント

■ 歯肉炎

　鏡を見て歯肉の色の変化をチェックできるようにすること，またプラークが残りやすい部位を覚えて意識を持って磨くことが大切である．歯ブラシは，ややややわらかめ（S～M）で，歯頸部に毛先をあてるように心がけ，細かく振動を与える磨き方をする．口腔内の状況により，とくに歯列不正の部位や毛先があたりにくい部位は，歯ブラシを縦にして磨いたり（図4-21a），タフトブラシやデンタルフロスなど清掃補助用具を用いると清掃効果が上がる．

　さらに定期的に歯科医院を受診し，普段のブラッシング方法のチェックを受けて，年齢とともに変化する口腔内の状況に合ったケア用品を用いることで歯肉炎を予防することができる．

■ 歯周病：急性期

　歯周病のなかでも急性炎症時は，歯肉に歯ブラシの毛先があたると痛みを感じたり，出血があるため，歯磨きを恐れ，その結果としてプラークが残存し，炎症症状が改善せず，歯周病が進んでしまうことが多い（図4-18）．

　歯ブラシの毛の硬さを極端に軟らかいものとし，時間をかけた丁寧なブラッシングを行うか，歯ブラシの毛先があたって痛い場合には，綿棒などで歯面のプラーク除去を行い，洗口液を併用するとよい．歯ブラシをあてても痛みを感じなくなったら，徐々に歯ブラシの毛の硬さを変更する．歯ブラシの毛先を歯面に直角にあてたり，歯肉方向に向けたりしながら，歯頸部を意識してブラッシングすることで炎症の原因となるプラークを除去できる（図4-21b）．歯ブラシが届きにくい部分は，タフトブラシを用いてやさしく丁寧に磨く（図4-23d）．

■ 歯周病：慢性期

　慢性期には歯肉全体が肥厚して見た目に硬そうな状態で，歯肉ポケットは深くなり，出血や痛み，腫れを繰り返す．

　歯ブラシの毛の硬さは普通（S～M）で，歯表面のプラークの除去を力を入れ過ぎることなく行う．また，タフトブラシや歯間ブラシも普通の硬さのもので，サイズを考慮して使用する．歯肉より内部の炎症であるため，ホームケアだけで改善させることはむずかしい．

プロフェッショナルケア

　プラークコントロールにはホームケアで行える部分と行えない部分がある．歯肉縁上プラークはコントロールが可能であるが，歯肉縁下プラークやホームケア用品だけでは落としきれない歯間部，臼歯の部分などに関しては，歯科医師，歯科衛生士のプロフェッショナルによるケアが必要となる（図 4-25）．

　口腔の健康を維持していくためには，歯科医院において特殊な機械を使用してプラークコントロールや歯石を除去すること，また適切なケア用品の提供や使用方法の指導，健康情報などを定期的に受けることが重要である．

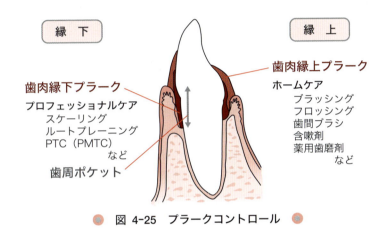

図 4-25　プラークコントロール

10 開口できない 開口しない

さまざまな原因により開口してもらえない，あるいは開口が困難な状況としては次のような場合がある．
① 意識障害があり，自力で開口できない．
② 廃用症候群が進行したために顎関節の拘縮があり，開口できない（疾患による開口障害）．
③ 認知症や過敏のためにケアを拒否して開口しない（拒否行動や過敏反応）．

ケアのポイント

開口ができない場合には，筋緊張が高くなっていることが多いので，肩や頸部，顔面をほぐしていくとよい．開口を促すためには，まずリラクゼーションや顔面のマッサージを行ってから口腔に触れる（図 4-26）．そして，患者の負担にならない手技や器具を用いて開口させ，開口後は開口補助用具を使用すると便利である（p.68, 69 参照）．

どのような状況でも，安全で快適なケアができるように留意し，つねに声かけし，コミュニケーションを図り，リラックスできるように心がける．

顔面に触れたときに嫌な表情を示す場合は過敏が疑われるので，脱感作を行い，徐々に慣れさせてから口腔清掃を行う．脱感作は，口腔から離れたところから触れはじめ，徐々に口腔に向かうようにする．口腔内では，前歯部は敏感なため，臼歯部の歯肉から触れるようにする．過敏がない場合には，リラックスするようにマッサージを行い，筋肉をほぐし，開口を促していく（p.111, コラム参照）．

開口の方法には，下顎を押し下げたり，K ポイントを刺激する方法がある（表 4-4, 図 4-27）．無理な開口は，症状を悪化させることにつながるので注意する．開口保持や誤って咬まれることを防止するためにバイトブロックや開口器を用いるが，用意できない場合には，割りばしにガーゼを巻いたもので代用する方法もある．

表 4-4 開口を促す方法

状　況	方　法
唇に力が入っている	リラクゼーション後，口唇にワセリンを塗り，口唇の力が緩んだら口角から指を入れ，脱感作を行う
くいしばりが強い（歯の欠損が多くみられるとき）	リラクゼーション後，歯が欠損している部位を利用し，隙間からスポンジブラシなどを入れて行う
意識障害があり，自力で開口できない	リラクゼーション後，下顎の歯列に沿って指を入れ，歯列と平行になるようにあて，下顎を押し下げる（指全体を使うようにして均等に力をかける）
咬反射が強い	下顎の歯列に沿って指を入れ，K ポイントを刺激して開口を促す

① 肩のマッサージ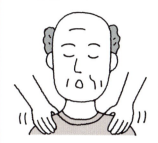

② 首のマッサージ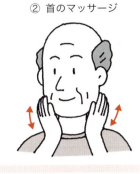

③ 頰のマッサージ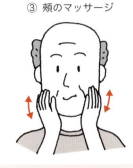

④ 口唇の周囲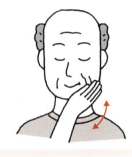

⑤ 口角をつまんで上下左右に動かす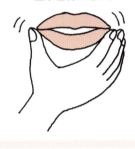

⑥ 口唇をこする

⑦ 保湿し口角から指を入れる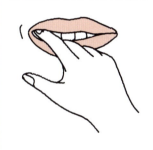

⑧ 頰を膨らますように伸ばす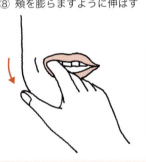

いきなり口腔内に手を入れると抵抗を示すことがある．
緊張をほぐすための声かけをしながら，口腔に遠い部位から触れてリラックスさせる．

● 図 4-26 リラクゼーション ●

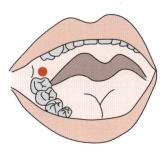

● 図 4-27 Kポイント刺激 ●

11 外科的障害

開口障害

　開口障害を起こす疾患としては，顎関節変形や顎関節症などの関節性のものや，智歯周囲炎や顎骨骨折など非関節性のものがある．
　顎関節安静のため，固い食品の咀嚼や過度の開口を避け，筋リラクゼーション，筋訓練，開口訓練を行う．
　疾患がある場合は，歯科医師の指示に従って可能な範囲で行う．口腔ケアの際は，声かけをして，コミュニケーションを図りながら進める．どうしても開口できない場合は，口唇の緊張をほぐし，リラックスさせて頬側や口腔前庭の清掃を行う．

粘膜の異常

　口腔粘膜に潰瘍やびらんなどの疾患がある場合，口腔内を不潔なままで放置すると，二次感染を起こし悪化してしまうため，清潔を維持することが大切である．疼痛に配慮し，患部に触れないよう，刺激が伝わらないよう丁寧にブラッシングを行い，ブラッシング圧や幅に留意する．患部以外の部分は通常通りに口腔清掃をする．

ケアのポイント

- ▶基本はスクラビング法で磨く：小さく細かく動かす．
- ▶小さく，やわらかめの歯ブラシを使う：歯面だけに毛先をあて，それ以外の粘膜部分を傷つけないようにする．やわらかめの刷毛は誤って口腔粘膜に毛先があたっても，患部を傷つけることが少ない．
- ▶粘膜面に強い刺激や外傷となるようなブラッシングは避ける．
- ▶刺激の少ない，消炎作用のある洗口液でこまめに洗口する．

■ 孤立性アフタ，再発性アフタ

　口腔粘膜に生じる小さな円形の有痛性潰瘍に対する症状名で，アフタを伴う口内炎をいう．定期的あるいは不定期に同じ場所や違う場所に再発を繰り返すものを再発性アフタという．口腔粘膜疾患のうち，最も頻度が高く，自己免疫，アレルギー，ホルモンの変調などが関与しているといわれている．口腔粘膜に1～数個のアフタが再発を繰り返す．接触痛があり，1～2週程度で自然治癒する．

■ 褥瘡性潰瘍

　不適合な義歯や補綴物による慢性的な外傷性刺激によって生じる潰瘍である．通常は浅い潰瘍であるが，時間の経過とともに深い潰瘍を形成し，硬結を伴うことがある．
　刺激となる原因を早期に除去することが必要である．

■ 口腔カンジダ症

　口腔内に常在するカンジダ・アルビカンス（*Candida albicans*）による感染症である．

体調不良や体力低下などによる免疫力の低下，感染防御機構の低下に伴って発症する日和見感染症で，宿主の抵抗力に問題がある場合には睡眠，食事，疲労への対応が必要である．

偽膜性カンジダ症では，白斑が容易に除去できるが，強くこすらないように注意する．

■扁平苔癬

角化異常を伴う炎症性病変で，前癌病変の1つと考えられている．頬粘膜に多く発生し，舌や口唇にもできやすい．細いレース状や網目状の角化性病変で，紅斑やびらんを呈し，びらんが見られるときは接触痛などの自覚症状が見られる．原因は不明であるが，アレルギーや代謝障害が関与しているといわれている．

口腔内を清潔に保ち，患部への機械的刺激を避けることが必要である．

■白板症

前癌病変の1つといわれており，頬粘膜や舌や歯肉に見られる角化病変である．白色で周囲の健常粘膜より少し盛り上がり，境界は明瞭である．原因は不明であるが，喫煙やアルコール，義歯などによる慢性的な刺激や，ビタミンA・Bの不足などがあげられている．

喫煙などの刺激物を避けるようにし，口腔内の清潔の維持を図る．

腫　瘍

腫瘍とは，細胞自体の力で自律性増殖する異常病変で，良性と悪性に分類される．良性腫瘍の場合は手術療法によって切除する．悪性腫瘍の場合は手術療法が主体となるが，化学療法や放射線療法も行われる．そのため，化学療法による口内炎や放射線治療による口腔粘膜炎を起こすことがあるので治療段階に合わせたケアが必要となる．適切なケアにより，口内炎や口腔乾燥を予防したり，症状を軽減させることができる．

手術後は，疼痛や手術創に対する恐怖からセルフケアが困難になることがある．また，舌や口蓋などの切除や再建手術によって口腔内の形態が変化する．さらに，神経が損傷された場合には，口腔内の感覚麻痺が生じることもある．このような要因によって，手術後の口腔内の清掃状態は悪化し，口臭や口腔カンジダ症，誤嚥性肺炎などの原因となる．また，再建手術や顎顔面補綴が行われた場合には，心理的な配慮も重要である．

治療段階や症状によってケアに注意を要するため，歯科医師の指示を仰ぐ．

ケアのポイント

■化学療法時のケア

化学療法では副作用によって口腔粘膜炎（口内炎）が発生しやすく，不適合義歯や歯の鋭縁などにより粘膜が損傷すると悪化するので注意が必要である．また，抗がん剤により，好中球やリンパ球が減少して，細菌，真菌（カンジダ）やウイルスに感染しやすくなる．

▶徹底したプラークコントロールと粘膜のケアが必要である．

▶化学療法の副作用による悪心により，口腔清掃が困難になることもあるので，症状に合わせたケアを行う．

▶感染予防と疼痛緩和を目的として，口腔内を清潔に保ち，保湿を行う．

- ▶ブラッシング（口腔内清掃保持）：基本は歯ブラシを使用するが，磨きにくい部位や開口障害がある場合はタフトブラシを使用する．歯ブラシはヘッドの小さなもの（奥まで届きやすく，粘膜にあたらない）を使用し，歯磨剤は粘膜に刺激の少ないものを選ぶ．
- ▶含嗽剤による洗口：含嗽剤はノンアルコール，低刺激のものを選び，1日3回を目安に行う．

■放射線治療時のケア

放射線治療時には，口腔粘膜炎や疼痛によって口腔内を清潔に保つのがむずかしい．しかし，口腔衛生状態が良好な場合，口腔粘膜炎の症状を緩和できるといわれており，継続的な口腔ケアが重要である．また，放射線によって唾液腺が障害され，唾液分泌量が低下し，口腔粘膜が乾燥して疼痛の原因となる．

- ▶乾燥した粘膜を湿らせながら口腔ケアを行う．洗口液を用い，場合によっては局所麻酔薬入りの含嗽剤でうがいをするとよい．
- ▶疼痛が和らいでいる間にブラッシングを行う．
- ▶放射線による唾液分泌量の低下に伴って，う蝕のリスクが高くなるので定期的なフッ化物塗布を行う．
- ▶ブラッシングや洗口は，化学療法と同様に行う．

■手術前のケア

手術前の口腔ケアは手術の2週間前が理想的であるが，遅くても手術前日までに行う．う蝕や歯周病は治療し，手術中に破折する恐れのある歯は抜歯もしくは固定する．また，患者にセルフケアの重要性を伝えてブラッシング指導を行い，スケーリング・ルートプレーニングやPTCなどを実施する．手術前のケアは傷口の感染予防や肺炎の予防につながる．

- ▶プロフェッショナルケア：スケーリング・ルートプレーニング，PTC，PMTC．
- ▶セルフケア

  ブラッシング（口腔内清掃保持）：基本は歯ブラシを使用するが，磨きにくい部位や開口障害がある場合はタフトブラシを使用する．歯ブラシはヘッドの小さなもの（奥まで届きやすく，粘膜にあたらない）を使用し，歯磨剤は粘膜に刺激の少ないものを選ぶ．

  含嗽剤による洗口：含嗽剤はノンアルコール，低刺激のものを選び，1日3回を目安に行う．化学療法や放射線治療をしている場合は，粘膜の状態に応じた含嗽剤（局所麻酔入りなど）を使用し，1日3～8回程度行う．

■手術後のケア

- ▶ICUでの口腔ケア：手術直後は経鼻経管栄養のためのチューブが留置され，食事を経口摂取していないので，唾液分泌量が低下して口腔内が乾燥した状態となり，乾燥した粘膜上に痰などが付着しやすくなる．無理に剥がすと出血させてしまうので，十分に湿らせてから除去する．嚥下機能が低下している場合もあるので，注水や消毒薬などを必要以上に使用して誤飲させないように注意する．口腔内の唾液吸引とスポンジブラシによる粘膜主体のケアが中心となるが，状況に応じて歯ブラシを使用したケアも行う．
- ▶一般病棟での口腔ケア：スポンジブラシと歯ブラシを使ったケアが中心となる．誤嚥に注意しながら行う．うがいが行えるようになったらセルフケアを開始する．

- ▶リハビリテーション：手術後は，摂食・嚥下障害や言語障害などの口腔機能障害を伴うことがあるので，口腔清掃だけでなく，リハビリテーションなど機能的な口腔ケア（アイスマッサージ，舌付加訓練，口唇マッサージ，咽頭挙上訓練など）が必要である．また，食べる，話すという人間としての基本的な営みへの影響や，顔貌の変化によって審美性が失われる場合もあり，患者は不安や苦痛を感じることも多いので，精神面についても十分に配慮しなければならない．
- ▶顎・顔面補綴（栓塞子，オプチュレーター）：顎骨の欠損が著しい場合には，有床義歯と欠損部補綴が合体した形態の補綴装置を使用することが多い．栓塞子とは，先天性あるいは後天性に生じた口腔と鼻腔や上顎洞の間の病的な穿孔を防ぐ目的で用いられる床義歯状の補綴物である．義歯と同じようにケアし，粘膜ケアも行う．状況によってケア時に注意を要することもあるため，歯科医師の指示を仰ぐ．

その他

口腔外科手術後のケアのポイント

■嚢胞摘出や抜歯などの小手術

　小手術の場合，通院治療下での処置が多いので，手術実施日の前に口腔内の環境を整えておく．具体的には，プロフェッショナルケア（スケーリング・ルートプレーニング，PTC など）を実施し，術後の感染予防を行う．また，術前のケアで経過が良好となる．

　抜歯や切開，嚢胞摘出などの場合，創部以外の部位は通常通りのブラッシングを行う．手術当日は，創部のブラッシングは避けたほうがよく，また，強くうがいすることも避けたほうがよい．翌日からは感染予防のため薬液によるうがいを行う．

　ドレーン（ペンローズドレーン，ガーゼドレーン）や止血シーネ，歯周包帯を行った場合には，翌日以降，傷つけないよう注意してブラッシングをする．

■顎骨骨折などの手術

　顎骨骨折や顎矯正手術などの場合，処置としてワイヤーを用いて上下顎を結紮する顎間固定を行う．固定は2週間以上続くため，口腔内が不潔になりやすい．唇・頬側は可能な範囲でブラッシングを行い，タフト型の歯ブラシや歯間ブラシを併用するとよい．舌・口蓋側は開口できないため清掃はむずかしいが，含嗽剤でのうがいが効果的である．顎間固定除去後は，固定中の清掃不良部位をよく観察してケアを行う．固定除去後に開口障害が見られる場合には，痛みが出ないよう注意して開口訓練を実施する．

　症状によってケア時に注意を要することもあるため，必ず歯科医師の指示を仰ぐ．

12 口腔乾燥

　口腔乾燥とは，唾液分泌の低下や口腔粘膜の保湿度が低下した状態をいう．

　唾液は，口腔を健康に保つための重要な要素で，唾液の分泌が正常であれば，自浄作用や抗菌作用，粘膜保護作用により，細菌の量をコントロールしたり，さまざまな刺激から粘膜を保護することができる．しかし，口腔が乾燥していると，口渇感，口腔粘膜乾燥，灼熱感や咀嚼・嚥下障害が起こり，唾液の粘調度が高くなる．また，舌乳頭の萎縮や舌苔の増加，口唇のひび割れや口角炎が見られる．自浄作用や抗菌作用が低下すると口腔カンジダ症や鵞口瘡が増加する．また，潤滑作用，保護作用の低下により，う蝕や歯周病になりやすく，義歯の吸着も悪くなり安定しなくなる．このような症状が見られる場合には，口腔乾燥症（ドライマウス）が疑われ，乾燥がひどい場合には，味覚障害や粘膜に亀裂が生じたり疼痛を伴うことがある．

口腔乾燥の原因

　口腔が乾燥する原因には，シェーグレン症候群によるものやストレス，薬物の副作用などさまざまなものがあり，とくに薬物の副作用とストレスによる心因性のものが多いといわれている．唾液腺自体の器質的な問題である場合は少なく，舌などの口腔機能の低下によって，唾液量が減少している状態が多く見られる（**表 4-5**）．

口腔乾燥の治療

　口腔乾燥の原因が明らかな場合の治療には，原因を除去することによって唾液分泌を改善する原因療法と，口腔乾燥に対する苦痛を和らげる対症療法がある（**表 4-6**）．

ケアのポイント

- ▶乾燥により口腔内の粘膜が脆弱化しているので注意して清掃し，保湿のためのジェルなどを用いる（2章「10　口腔湿潤剤（保湿剤）」参照）．
- ▶歯ブラシを使用した口腔清掃により，唾液腺を刺激して唾液分泌を促進させる．
- ▶口腔ケアにより唾液の分泌を促進し，保湿を行うことで口腔環境を整える．

表 4-5 口腔乾燥の原因

分類	原因
唾液腺の器質的変化によるもの	・シェーグレン症候群 ・放射線治療 ・加齢性変化
神経性または薬物性	・抑うつ ・ストレス ・薬剤：抗不安薬，抗うつ薬，降圧剤
全身疾患または代謝性	・糖尿病 ・腎臓病 ・貧血
局所要因	・口呼吸 ・開口

表 4-6 口腔乾燥の治療

分類	対応
原因療法	・薬物の副作用の除去 ・唾液分泌を促進する薬剤の処方 ・水分補給 ・機能改善，リハビリテーション ・口呼吸の改善 ・生活習慣や体質改善
対症療法	・含嗽剤によるうがい ・保湿スプレー ・水分補給 ・口腔湿潤剤

> **コラム**
>
> ### シェーグレン症候群（Sjögren syndrome）
>
> 口腔乾燥症や乾燥性角結膜炎，舌の平滑化，関節リウマチなどを伴う自己免疫疾患の一種である．おもに 30～50 歳代の女性に見られる．有効な治療法はなく，人工唾液や唾液腺ホルモンの投与，副腎皮質ステロイド薬や漢方療法などが行われる．

5

口腔清掃用具の誤用
と
その弊害

1 口腔清掃と為害作用

　口腔を清潔に保ち，歯科疾患を予防する手段として，口腔清掃は日常生活のなかで欠かせないものである．市販されている口腔清掃用品には多種多様なものがあり，多くのものが商品化されている．

　口腔清掃は，口腔に為害作用のない方法であればどのような方法で清掃してもよいが，誤った方法で清掃していると，気づかないうちに口腔内に損傷をきたしていることがある．不良な歯ブラシの使用や不適切なブラッシングにより，歯や歯周組織を傷つけたり，ブラッシングに熱心のあまり，過度なブラッシングをしたり，つい力が入り過ぎたりして，歯肉や口腔粘膜を傷つけることもある．

　このような現象は，専門家に指摘されるまで気づかないケースが多く，気づいたときにはすでに，かなりの損傷をきたしていることがある．口腔清掃を指導する者は，このような状況を十分ふまえて口腔内を観察し，そのような状態に陥らないように指導することが大切である．

　現在，プラークをコントロールする方法としては，日常のブラッシングが最も効果的であると考えられている．しかし，誤った方法で清掃を続けるとかえって悪い結果をまねく．口腔内状況は人によってさまざまで，誰でも同じように清掃すればよいというわけではない．個々の口腔状況に合わせた適切な口腔清掃法を身につけ，口腔の健康維持管理ができるように努めなければならない．

表 5-1　口腔清掃による為害作用

軟組織に生じるもの	硬組織に生じるもの
・擦過傷（上皮剝離・潰瘍形成） ・歯肉退縮 ・クレフト ・フェストゥーン	・エナメル質表面の摩耗，滑沢化 ・実質欠損（くさび状欠損など）

表 5-2　為害作用の要因

口腔清掃用具に関連する問題	磨く側の問題
・歯ブラシの大きさ，毛の硬さ，毛先の損傷状態 ・歯磨剤	・ブラッシング圧 ・把持法 ・ストロークの方向，毛先の向き ・ブラッシングの回数・時間 ・磨き癖 ・性格（潔癖症，几帳面，熱心，豪快など） ・歯肉の性質や厚さ

2 ブラッシングによる為害作用

　口腔清掃によって歯や歯周組織に引き起こされる弊害は，さまざまな原因が相乗して発現するといわれている．ブラッシングテクニックの影響はいうまでもないが，使用する歯ブラシや歯磨剤についても十分な配慮が必要である．また，清掃不十分なところを補足的に清掃する清掃補助用具の使用が普及し，手軽に入手できるようになり，専門家による指導のもとで判断した使用だけに限らなくなってきている．このことも十分配慮しておかなくてはならない．

ブラッシングが引き起こす原因

① 不適切なブラッシング法．
② 不適切な毛先の方向や歯ブラシの動き．
③ 過度の振動幅．
④ 過度のブラッシング圧．
⑤ 頻繁なブラッシング（回数，時間）．
⑥ 痛んだ歯ブラシの使用．
⑦ 硬毛の歯ブラシの連続使用．
⑧ 歯磨剤のつけ過ぎ．
⑨ 研磨効果の高い歯磨剤の連続使用．
⑩ 歯間清掃用具の誤用．
⑪ その他．

ブラッシングによる弊害（症例）

　誤ったブラッシングを続けているとさまざまな要因が重なり，軟組織に害を及ぼし，歯肉退縮やクレフト，フェストゥーンなどを引き起こすとされている．歯肉が退縮して歯根面が露出し，さらに不適切なブラッシングを続けると，さまざまな要因が相乗して歯頸部にくさび状欠損を起こすことになる．

歯周組織（軟組織）の損傷

■ 擦過傷，裂傷

　擦過傷とは，すり傷，かすり傷のことで，過度の歯磨きによってできた歯肉の傷である．歯肉退縮と同様に乱暴なブラッシングや傷んだ歯ブラシの使用によって，口腔粘膜や歯肉に損傷をつくる．また，新しい歯ブラシに替えた場合や硬毛の歯ブラシを使用した場合にも起こりやすい．擦過傷ができたときは，しばらく機械的刺激を与えないようにすれば自然治癒

するが，気づかずに機械的刺激を与え続けると潰瘍に移行することもある．
裂傷とは，裂けた傷（裂創）のことをいう．

■歯肉退縮（根面露出）

根面露出とは，歯肉縁部がCEJ（セメント・エナメル境）から歯根側に歯肉退縮した状態で，歯根面が露出した状態をいう．

加齢に伴っても起こるが，乱暴なブラッシングを行ったり，不必要な力を加えたり，毛先の広がった傷んだ歯ブラシの使用によって歯肉の退縮が起こりやすい．また，磨き癖や歯肉の抵抗力の強弱によっても歯肉退縮が起こり，発現する部位にも個人差がある．一般的に右利きの人は力の入れやすい左側（利き腕の反対側）に，また，付着歯肉の薄い部位に起こりやすい．歯肉退縮はブラッシング法を変更することで再生され，改善される場合もある．

■クレフト（図 5-1）

クレフトとは，歯肉にできた垂直型のVまたはU字形をした裂溝のことで，別名スティルマンクレフト（Stillman cleft）とも呼ばれる．クレフトには歯周組織の破壊とともに形成される歯周ポケットの一部として存在する場合と，仮性クレフトと呼ばれるものがある．仮性クレフトとは歯間乳頭部の増殖，あるいは増大した結果みられるものである．

クレフトは，外傷性咬合と誤ったブラッシング法，過度の力を加えた縦磨きと，停滞したプラークが原因と考えられている．また，咬合の異常によって起こる場合もあるとされている．炎症症状のみの場合は，機械的刺激を与えないようにし，歯肉の回復を促すブラッシング法に変更することによって，炎症の消失とともにクレフトも消失する．

■フェストゥーン（図 5-2）

フェストゥーンとは，辺縁歯肉が浮き輪状に増大してロール状の線維性の肥厚を呈した歯肉の形態異常である．別名マッコールのフェストゥーン（McCall's festoon，マッコールの花づな）と呼ばれている．

フェストゥーンは，犬歯や小臼歯部の唇頬側部に見られることが多く，歯ブラシによる機械的刺激が原因と考えられている．クレフトと同様，おもに誤った方向のブラッシングや力の入れ過ぎによって生じる症状であるといわれている．

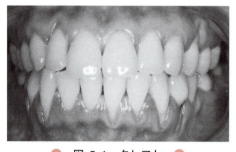

図 5-1 クレフト

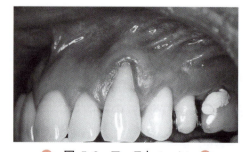

図 5-2 フェストゥーン

（松田裕子ほか編：歯ブラシ事典—使い方から介護用品までなんでもわかる—，p.69，学建書院，2011，一部改変）

歯（硬組織）の実質欠損

歯の摩耗症は歯冠部に現れることもあるが，通常は歯頸部・歯根部のくさび状，鉢状または平坦な実質欠損として現れ，歯頸部の知覚過敏症，歯髄炎などを引き起こすことがある．

■ 摩耗・くさび状欠損

歯ブラシによって歯がすり減ることを摩耗といい，歯頸部に発生したくさび状の欠損部分のことをくさび状欠損をいう．

歯頸部の実質欠損（くさび状欠損）は，咬合力により歯頸部にたわみや応力（引張り，圧縮）が集中することによって，エナメル質，象牙質の結晶間結合を崩壊させ，さらにブラッシングなどの二次的な刺激で実質欠損を生じさせることが指摘されている．したがって，日常生活での噛みしめなどもくさび状欠損の発症に関係しているとも考えられる．欠損してしまった部分は自然に回復することはない．

くさび状欠損は歯列弓がカーブしている犬歯や小臼歯付近で，歯ブラシが強くあたる部分にできやすく，歯磨剤の使い過ぎや力の入れ過ぎに関係すると考えられる．歯頸部の欠損の大部分はセメント質でエナメル質の摩耗欠損は少ない．

初期は歯頸部のセメント質にはじまり，進行がより急速になっていくと考えられている．初期には知覚過敏を訴えることがあり，進行して歯髄炎を起こす可能性もある．また，歯根面が露出し亀裂が入ると根面う蝕も発生しやすくなる．くさび状欠損の深さには個人差がある．

■ 皿状欠損

歯が皿のように実質欠損したものをいう．原因はくさび状欠損と同様であるが，とくに電動歯ブラシを使用する人に多いといわれている．

痛　み

■ 象牙質知覚過敏（知覚過敏；Hys），接触痛過敏

刺激に対して異常に敏感になることを過敏という．歯が冷たい水にしみたり，歯ブラシがあたると一過性の痛みを感じることがある．このような症状を知覚過敏という．

象牙質知覚過敏は，生活歯において象牙質が露出し，さまざまな刺激によって知覚亢進を主症状とする硬組織疾患で，単に"知覚過敏"と呼ばれることが多い．エナメル質の欠損や歯肉縁部の退縮などにより根面露出があるような事象に由来する．一過性の疼痛を示し，部分的な接触痛が強い（p.121 参照）．

■ その他

幼児の口腔清掃などで，上唇小帯などの口腔粘膜を傷つけ，幼児が歯磨きを嫌うことがある．また，介護者の口腔清掃で介助磨きをする場合も同様に，歯ブラシで口腔粘膜を傷つけることがある．幼児の歯を磨く保護者や介助磨きをする介護者が，このことに気づかないことが多い．指導者は，指導や口腔内を観察するときは，よく注意する必要がある．口腔内に歯ブラシの誤用の瘢痕がみられることもある．

3 電動歯ブラシによる為害作用

　電動歯ブラシの普及率は徐々に高くなり，電動歯ブラシの選択について使用者から相談を受けることが多くなってきている．市販されているものは，使用法に従って使用すれば問題はないが，使用法を誤ると高速で振動するので，症状は短時間で広範囲に起こると考えられる．しかし，電動歯ブラシによる弊害について特徴的な報告は見当たらない．一般的には手用歯ブラシによる弊害と同じと考えてよい．
　いずれにしても，正しく使用されないときに起こり得る害であり，市販されている電動歯ブラシは，これらの弊害を考慮して毛の硬さや振動数，回転数などが設定されており，正しい指導のもとでの使用については，とくに問題はない．また，電動歯ブラシ用に，研磨剤を含まない歯磨剤や，研磨効果を抑えた歯磨剤も販売されており，歯磨剤の併用も安全性が高まってきている．

歯周組織（軟組織）の損傷

　歯肉については擦過傷が考えられる．これは，不慣れな人や，マッサージ効果を期待し過ぎる人が，歯ブラシをあてる位置や圧，使用時間などを間違えた場合に起こりやすい．

歯（硬組織）の実質欠損

　電動歯ブラシを正しく使用すると，手用歯ブラシ以上に効率的なプラークコントロールが可能であるとされている．しかし，歯ブラシの動きが速く，ヘッドの小さいものは過剰な力が加わりやすいので，使用法を誤ると手用歯ブラシ以上の為害作用が起こる危険性がある．
　研磨剤を含む歯磨剤をつけて，同一部位のブラッシングを長期間続けた場合，手用歯ブラシでは歯頸部の摩耗を心配するが，電動歯ブラシではエナメル質の摩耗の危険性についても考えていく必要がある．

4 歯ブラシと歯磨剤による為害作用

固有のブラッシング要素には，ブラッシング方法，歯ブラシの毛の硬さ，ブラッシング圧，ブラッシング回数や時間，歯ブラシの把持法などがある．これらの要素を総合的に判断し，適切な口腔清掃ができるように指導する必要がある．

歯ブラシのみでブラッシングを行っている場合は，歯面そのものに損傷を与えることは少ない．損傷を与えるとすれば，歯磨剤を併用した場合によるものと考えらえる．とくに研磨効果の高い歯磨剤を使用した場合や，研磨剤を含む歯磨剤を多量に，なおかつ長期に渡って使用し続けた場合に起こりやすい．

歯（硬組織）の実質欠損

研磨剤の入った歯磨剤は，連用することにより歯面の摩耗を起こし，おもに歯頸部や歯根部に著しい摩耗を引き起こす．また，摩耗が進行すると同時に知覚過敏が発現し，継続する．粗粒子の歯磨剤の使用によってできた面は肉眼的には滑沢であるが，電子顕微鏡的には咬耗とは異なり，無数の傷をつくり粗面になる．実質欠損には，平滑状欠損，溝状欠損，皿状欠損，椀状欠損，くさび状欠損などがある．くさび状欠損は犬歯や小臼歯など歯列弓のカーブにあたる部位にできやすく，咬合力や外傷性咬合が伴って実質欠損が生じるといわれている．痛みを感じないこともあるが，知覚過敏を起こしやすい（図 5-3）．

また，ブラッシング法によって摩耗の程度や速度が異なる．

これら硬組織の実質欠損は，自己回復をすることはない．したがって，ブラッシング指導を行う際は，歯磨剤の使用についても十分に注意する必要がある．

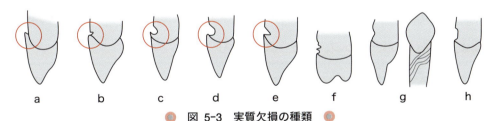

図 5-3 実質欠損の種類

a：平滑状．特別明らかな実質欠損としては認められないが，表面は著しく滑沢で，エナメル質の辺縁すなわち歯頸彎曲線部が爪先にひっかかる程度のもの．
b：溝状．歯頸部のエナメル質とセメント質との境界線に見られる横走の狭い溝状の欠損．
c：皿状．欠損の深さがその縦径の 1/4 以内のもの．
d：椀状．欠損の深さがその縦径の 1/4 以上深いもの．
e：くさび状．歯冠摩滅面と歯根摩滅面とが互いに交わってくさび状の欠損となっているもの．この欠損は，大小，深浅さまざまで，また，これらの摩滅面が歯軸となす角度や摩滅面の長さもさまざまである．
f：階段状．同一歯牙に横走のくさび状や皿状やまたは椀状の欠損が連続して 2 周以上発生しているもの．
g：捻糸状．歯頸部から歯根端の方向に，あたかも毛糸の束をひねったような具合にねじれた形の欠損．
h：箱状．歯冠摩滅面と歯根摩滅面とがほぼ平行であり，底部は平坦で，あたかも箱の縦断面のような欠損．

（三浦信一：所謂楔状欠損の観察とその成因に関する実験的研究，第 1・2・3 報，口病誌，19：69-76，172-177，1952/20：141-149，1953）

5 清掃補助用具による為害作用

ブラッシング効果を高めるために清掃補助用具を用いるが，使用法を誤ると思いがけない傷をつくることがある．

デンタルフロス

デンタルフロスによる害としては，糸によって歯肉に溝状の傷をつくりやすいという点である．とくに接触点がきつい場合，強引に糸を通過させようとして，前後方向に動かすことなしに歯冠部方向から押しつけ，接触点の通過後にそのまま歯肉に縦状の傷をつけることがある．また，糸ようじや，フロスホルダーを使用した場合，糸のたるみが弓の役割をして，押しつけた反動で，接触点通過後，同じように傷をつくることがある．また，熱心なあまり歯面に強く押しあて，ポケット内に深く挿入しようとして，歯根膜を傷つけることもある．

歯間ブラシ

歯間ブラシは，歯間部などのプラーク除去については清掃効率のよい補助用具である．しかし，使用法を間違えると，歯肉や歯に損傷をきたすことになる．

まず挿入方向を誤ると，中心の針金の先端を，歯肉，とくに歯間乳頭部に突き刺して傷をつくることがある．また，ゴシゴシとこすり過ぎて，歯肉に縦方向の擦過傷をつくったり，ポケット内を清掃しようとして歯根膜を傷つけることもある．ブラシの毛が摩耗してなくなり，針金が露出しているものを長期間使用すると，歯根部が露出している場合には力の加わりやすい遠心面に捻糸状の欠損をみることがある．

歯間刺激子（ラバーチップ，トゥースピック）

歯間刺激子は，軟らかい木片やラバーでできているが，圧接が強過ぎると，歯間部の形態を凹状に変えてしまいやすい．また，木片を使用の際，挿入角度を誤ると歯肉に刺して傷をつくることが考えられる．

舌ブラシ

舌は弱いデリケートな部分であるので，舌清掃は強い刺激を与えないように注意する．

舌苔（ぜったい）は，体調が悪いときや刺激物の過剰摂取，口呼吸や薬物の副作用で唾液の量が少ない場合などにつきやすい．舌背の表面には小さな舌乳頭があり，このひだに舌苔が入り停滞する．一般には軟毛の歯ブラシでこすり取るか，舌清掃用に開発された舌ブラシや舌へらを使用し，奥に入れ過ぎると嘔吐反応が起こるので，舌を前に突き出し軽い力でこすって清掃する．用具

はどれを選んでもよいが，舌を何度もこすったり，力を入れ過ぎると，舌粘膜や舌乳頭中の味蕾が損傷する恐れがある．また，舌は血管に富んでいるので強くこすると容易に出血し，腫れや痛みを訴える場合もある．舌を傷つけると，創傷部は保護しにくく，口内炎を起こしやすい．食べる，話すなどの日常的な機能が阻害されないようにすることが大切である．

　寝たきりなどの要介護者の舌を介護者が清掃するときに，要介護者の痛みの調節ができずに，強い力で舌背をこすり舌粘膜を損傷することがある．舌苔は，抵抗力の弱った要介護者にとって誤嚥性肺炎の原因ともなるので清掃が必要であるが，舌背上でかき取った舌苔を誤嚥させないように清掃しなければならない．また，舌苔が多い場合は，一度に取ろうとすると舌背を痛めるので，舌苔を湿潤させ何度かに分けて取り除くことが大切で，口腔が乾燥して舌が乾いた状態でこすって傷つけないよう配慮することも大切である．

> **コラム**
>
> **誤嚥性肺炎**
>
> 　口腔内は，口腔常在菌が数多く存在する場所である．摂食嚥下状態が良好な場合，咀嚼の際に唾液中の細菌は食物に混ざるものの正常に体内（食道経由）に取り込まれるが，高齢者においては摂食・嚥下の機能の低下に伴い，嚥下の際に誤って気管支に食物を送り込んでしまう（誤嚥）ことがある．それが原因で発症するのが誤嚥性肺炎であり，口腔清掃（歯面・舌面）がその予防に効果があるとされている．

6 義歯の清掃用品と義歯洗浄剤による為害作用

義歯のレジン床（ピンク色）の部分は傷がつきやすく，誤った清掃法で義歯の表面を傷つけると，細菌が付着しやすくなる．義歯清掃は，市販されている義歯用ブラシ，または欠損歯が少ない義歯の場合には，一般の手用歯ブラシが用いられることが多い．ブラシで清掃する場合は強い力でこすると，義歯を傷つけたり，義歯を変形させる原因になる．また，歯磨剤には研磨剤が含まれているので，義歯を傷つけたり，摩耗により義歯の適合を悪くする．

義歯は噛むことによって微妙に動き，口腔粘膜をこすって刺激する．そのため粘膜に傷がつきやすく，義歯を不潔にしておくと粘膜に炎症を生じたり，義歯性口内炎を起こしたりする．義歯のレジン床は吸水性があり，汚れや細菌が付着しやすく，粘膜と義歯床との間に細菌が繁殖しやすいので，十分な義歯清掃が必要であり，義歯を傷つけないように清掃することが大切である．義歯に傷がついて細菌が繁殖すると，義歯臭の発生や口臭の原因にもなる．義歯は，ブラシだけでは完全に清掃することがむずかしいので，義歯洗浄剤と併用して清掃することが望ましい．

義歯洗浄剤

義歯清掃法には，市販の義歯用ブラシを使う機械的清掃法と義歯洗浄剤を使用する科学的清掃法とがある．義歯清掃は，義歯用ブラシだけでは完全な清掃ができないので，義歯洗浄剤が併用されている．

義歯洗浄剤は，手近にあることから，洗浄剤に浸漬後そのまま口腔内に装着したり，幼児や認知症高齢者などの誤飲の危険性が高くなっている．日常使用するガラスコップなどは使用せず，専用のケースを使用することが望ましい．また，誤飲の事故が起きないように細心の管理指導をすることが大切である．

義歯洗浄剤の液は，中性～弱アルカリの製品と弱アルカリ～強アルカリの製品とがあり，誤飲した場合，催吐は禁忌で，ジュースなどを飲ませて中和すると胃内で炭酸ガスや熱が発生することも考えられるので，安易な対応で誤った処置をしないように注意する（p.66 参照）．

市販の義歯洗浄剤には，過酸化物系，次亜塩素酸系，酵素系，生薬系などがあり，錠剤，液剤，散剤，顆粒状のものが出回っている．次亜塩素酸系の強い酸化漂白力を利用する義歯洗浄剤は，義歯の金属や義歯床（レジン）の材質に影響を与える可能性があるので，使用の際は長時間の浸漬はしないようにし，長期に渡っての使用は避けたほうがよい．義歯床の色（ピンク）が漂白されて白くなることがある．また，義歯洗浄剤の液に浸漬した義歯はよく水洗して装着しないと，残留した液が口腔粘膜を刺激して炎症を引き起こす危険性がある．

6

口腔状況の把握
(リスク検査・歯垢検査)

1 リスク検査

　歯科疾患に対する一人ひとりのリスクを科学的に把握し，リスクに対応した予防処置のプログラムやモニタリングの指標としてリスク検査がある．診療室で簡便に行えるものや外注（検体を外部に委託）して結果を得るものがある．

　う蝕のリスク検査の検体は，唾液やプラーク，歯である．プラークは採取やその後の取り扱いがむずかしいこと，採取部位によるばらつきがあることなどから，唾液を用いるものが多い．唾液は口腔全体の状態を反映しており，測定値のばらつきが防げる．しかし，乳幼児は唾液の採取がむずかしいのでプラークを用いる検査が有用である．

　歯周病のリスク検査では，歯肉溝滲出液や唾液，プラークを検体とする．

　検体採取時は採取前1～2時間は飲食，歯磨き，洗口液（殺菌剤を含むものは12時間）の使用を避けるなどの配慮が必要である．唾液は日内変動するので可能な限り同一時間帯・環境下での採取が望ましい．また，事前に1分間程度刺激したあとの刺激唾液の採取が望ましい．

う蝕のリスク検査

　う蝕活動性試験（caries activity test）は，ある時点で個人（歯）がう蝕になりやすい（う蝕感受性）か，すでに発生しているう蝕が進行しやすいかを判定する試験である．また，う蝕のリスク検査（caries risk test）は，う蝕の危険度，う蝕の発病を予測するものである．多くの試験（検査）方法があるが，最近ではう蝕活動性試験とう蝕のリスク検査は，ほぼ同義に用いられるようになってきた．

う蝕活動性試験の所用条件（Snyder）

① 臨床所見と高度の相関があること．
② 高度の正確性を持っていること．
③ 迅速に実施できること．
④ 容易に実施できること．
⑤ 設備や技術が最小限であること．
⑥ 費用がかからないこと．

う蝕活動性試験の応用上の注意点

① 対象，および対象歯を明確にすること．
② 試料の採取を厳密に行うこと．
③ 複数の試験を組み合わせること．
④ 同一個体に複数回応用すること．
⑤ スクリーニングテストの手法を用いて評価すること．

う蝕活動性試験のおもな使用目的と種類

① う蝕予防プログラムの立案．
② う蝕予防プログラム実施中のモニタリングと評価．
③ プラークコントロールの動機づけ．
④ リコール間隔の決定．
⑤ 矯正治療開始時期の判定と治療中の口腔清掃指導．
⑥ 修復物および補綴物の装着の可否の決定．

表 6-1 おもなう蝕活動性試験

	評価項目	テスト名	検体	判定までの時間と判定方法
微生物因子	ミュータンスレンサ球菌数	Dentocult®-SM	唾液 プラーク	2日間，付着コロニー数 ▶Class 0：0/mL， 1：10^5/mL 以下， 　2：10^5〜10^6/mL， 3：10^6/mL 以上 歯面のリスク評価
	乳酸桿菌数	Dentocult®-LB	唾液	4日間，付着コロニー数 ▶Class 0：10^3以下， 1：10^4， 　2：10^5， 3：10^6以上
		Hadley test	唾液	コロニー数
	レサズリン還元細菌の活性測定（総菌数）	RDテスト®	唾液	15分，色調変化 ▶青：Low（10^6/mL 以下）， 　紫：Middle（10^7/mL）， 　ピンク：High（10^8/mL 以上）
	酸産生能	Snyder test	唾液	24・48・72時間，色調変化 ▶72時間で変化なし：−， 72時間で黄変：＋， 　48時間で黄変：＋＋， 24時間で黄変：＋＋＋
		Swab test	プラーク	色調変化
		カリオスタット®※	プラーク	24・48時間，色調変化 ▶青：−， 緑：＋， 黄緑：＋＋， 黄：＋＋＋
	プラークのpH	Stephan cuve	プラーク	食品摂取後のpHの変化
宿主因子	唾液流量	唾液流量テスト	唾液	一定時間内 ▶High：0.7 mL/分未満， 　Low：0.7〜1.0 mL/分， 　Normal：1.0〜3.0 mL/分
	唾液緩衝能	Dreizen test	唾液	乳酸量が少ないほど緩衝能が弱い ▶0.615 mL 以上， 0.484〜0.614 mL， 　0.353〜0.4843 mL， 0.353 mL 以下
		Dentobuff®-STRIP	唾液	5分，色調変化 ▶青：高， 緑：中， 黄：低
	クリアランス	グルコースクリアランステスト	唾液	10%グルコース残留時間 ▶5分未満：抵抗性， 5〜10分：普通， 　10〜15分：やや感受性， 15分以上：感受性
	フッ素濃度 耐酸性	エナメル質生検法（Enamel Biopsy）	エナメル質	F量が少ないほどう蝕活動性は高い 溶出したCa量が多いほど耐酸性は低い ▶4.6 μg 以下， 4.6〜7.6 μg， 7.6 μg 以上

※カリオスタット® は販売終了

歯周病のリスク検査

歯周病のリスク検査は，歯周病の原因菌，酵素や生理活性物質を同定することにより，細菌の感染度や歯周病の活動性などを評価する．病態の把握や治療方針の決定，メインテナンス時などに有用である．細菌検査の対象となるのは，おもに *Porphyromonas gingivalis*（*P.g*），*Tannerella forsythia*（*T.f*），*Treponema denticola*（*T.d*），*Aggregatibacter actinomycetemcomitans*（*A.a*），*Prevotella intermedia*（*P.i*）である．

表 6-2 歯周病原細菌の検出法

検査法	概　要	
位相差顕微鏡，暗視野顕微鏡	歯肉溝滲出液をペーパーポイントで採取，滅菌蒸留水に浸漬・攪拌し，顕微鏡で細菌数を算定する．細菌の種類を特定はできないが，スピロヘータや炎症性細胞を検出できる	
酵素活性法	細菌が産生する酵素を調べる．低コストでスクリーニング検査として有用である	
	（歯周病検査キット）バナペリオ	キュレットでポケット内の細菌を採取，検体塗布膜につけて判定膜と接触させ55℃で5分間反応させる．判定膜の色調変化をみる．*T.d*，*P.g*，*T.f* のもつ BANA 分解活性を検出するものである ▶陰性：変化なし，弱陽性：少し青くなる， 　陽性：はっきりとした青い反応
PCR-Invader 法	遺伝子解析技術を用い，各細菌遺伝子の特異配列を検出することにより，高精度かつ高感度な分析を行う．唾液または歯肉溝滲出液を採取し，検査会社に依頼する．*T.d*，*P.g*，*T.f*，*A.a*，*P.i*，と *Fusobacterium nucleatum*（*F.n*）の6菌種について定量的に測定，総菌数に対する各細菌の比率も示される．検体とともに，歯磨き状況や生活習慣などの問診項目や歯肉の状態などの視診項目も送る．検査結果はチャート形式で戻される	

PCR；polymerase chain reaction，ポリメラーゼ連鎖反応．

表 6-3 歯肉からの出血による唾液中のヘモグロビンを調べる検査キット

検査法	概　要
ペリオスクリーン「サンスター」	抗ヒトヘモグロビン・モノクロナール抗体（マウス）が，ヒトヘモグロビンと特異的に反応することに基づき，唾液中のヘモグロビン量を判定する．採取した唾液，または洗口吐出液に反応試験紙の試料添加部を浸し，5分後に反応試験紙の抗体固定化部を観察して，判定見本と比較する ▶陰性：0 μg/mL 　陽性：判定見本と同等：2 μg/mL・濃いライン：5 μg/mL

2 歯垢検査（歯垢染め出し剤）

プラーク（歯垢）は，歯に付着した白色や黄白色のネバネバしたもので，細菌とその産生物の塊である（図6-1）．単なる食べかすではなく，歯に強く付着しているものであるが一般には見分けにくい．厚く広く付着している場合は目で確認できるが，通常そのままでは，どこに付着しているか，ブラッシングで除去できたか，できていないかを確認することはむずかしい．また，磨き癖などにより，いつも同じ場所が磨けていないこともあるため，どこに，どのようにプラークが付着しているかを確認することは，とても大切である．

「舌で歯を触ったらぬるぬるしている」，「爪や爪楊枝で，歯をひっかいたら，白っぽいものが取れる」，「ブクブクうがいをして，その水を透明なコップに戻して見ると，もやもやした白いものが浮かんでいる」ということから，歯や口に付着していたもの（プラークや食物残渣）が取れたことが確認できる．しかし，前者の方法では歯の場所は特定できるとはいえ，その都度，実施することは現実的ではなく，また後者の方法では，どこから取れたものかはわからない．

プラークの付着状況を正確に把握することは，プラークを確実に除去できることにつながり，結果的にう蝕や歯周病の予防も可能となる．

そこで，明確にプラークの付着場所や範囲などを判断するために用いられるのが，歯垢染め出し剤である．

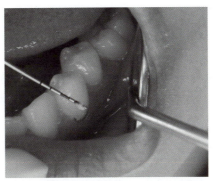

図6-1　プラーク（歯垢）

歯垢染め出し剤

プラークは細菌とその産生物からなる有機質で，色素を使って染め出すことができる．歯垢染め出し剤は，プラークを染め出し，付着している場所を明示して，確認しやすくするものである．

歯科医院で多く使用されるが，家庭でも使用できる染め出し剤が市販されている．

■歯垢染め出し剤に必要な要件
① 歯と歯垢の色が区別しやすい目立つ色調である．
② 染色性がよい．
③ 自然に脱色する．
④ 味が悪くない．
⑤ 顔や衣服を汚さない．
⑥ 粘膜を刺激しない．
⑦ 殺菌性がある．
⑧ 発がん性がない．
⑨ 不快な臭いがない．
⑩ 安価で，入手しやすく，手軽に使える．

歯垢染め出し剤の成分と色素

　歯垢染め出し剤に含まれる成分を表 6-4 に示した．

　歯垢染め出し剤の色素には食用色素が用いられている（表 6-5）．色素には，赤色に染め出すもの，青色に染め出すものや，2 種類の色素によって，古い歯垢を青紫色，新しい歯垢を赤色に染め分けるものもある．

　現在，赤色ではフロキシン，ローズベンガルを使用したものが多く，青色ではブリリアントブルーを使用している（表 6-6）．食用色素は，食品添加物として認可されているものであり，通常の使用では身体に影響はない．色素の規制，とくに発がん性に関する規制がわが国よりも厳しいとされる米国においても，専門パネルによって安全性が確認された色素として，1982 年に永久許可色素として指定されている．

表 6-4　歯垢染め出し剤に含有される成分

	例 1	例 2
着色剤	食用赤色 104 号，食用青色 1 号，フルオレセインナトリウム（蛍光染料）	食用赤色 106 号
香味剤	香料，サッカリンナトリウム	香料（ストロベリータイプ），サッカリンナトリウム
防腐剤	パラオキシ安息香酸メチル，ソルビン酸（保存料ともなる）	パラベン
その他	プロピレングリコール[1]	水，グリセリン，エタノール，ラウリル硫酸ナトリウム[2]，クエン酸ナトリウム[3]，クエン酸

1) 無色無臭のやや粘稠な液体．溶剤としての性質に優れ，さらに強い親水性による湿潤作用，保湿作用，保存作用，乳化作用，高沸点，低凝固点などの特長をいかして，食品，医薬品，化粧品，熱媒，冷媒，不凍液などに広く用いられる．
2) 陰イオン界面活性剤．発泡剤，洗浄剤として使われる．
3) 酸味を和らげ，乳化剤，安定剤として使われる．

表 6-5 歯垢染め出し剤に用いられる食用色素の種類

種類 (化学物質名)	色調	耐熱性	耐酸性	耐光性	染着力	おもな用途
食用赤色 104 号 (フロキシン)	紅色	◎	×	×	◎	菓子，福神漬け，紅ショウガ，梅干し，佃煮，たらこ，ソーセージ，リンゴジャム，清涼飲料など
食用赤色 105 号 (ローズベンガル)	紫紅色	○	×	×	◎	菓子，かまぼこ，なるとまき，ハム，ソーセージなど
食用赤色 106 号 (アシッドレッド)	紫紅色	◎	◎	◎	○	菓子，でんぶ，かまぼこ，福神漬けなど
食用青色 1 号 (ブリリアントブルーFCF)	青色	◎	◎	◎	○	菓子，清涼飲料，洋酒など

タール系色素は化学構造上，アゾ系，キサンテン系，トリフェニルメタル系，イソジゴイド系に大別できる（水溶性のみ）．使用制限があり，カステラ，きなこ，魚肉漬物，昆布類，しょう油，食肉，食肉漬物，スポンジケーキ，鮮魚介類，茶，のり類，マーマレード，豆類，みそ，麺類，野菜およびわかめ類には使用しない．

(日本食品衛生協会：食品添加物，食用色素の種類から改変)

表 6-6 歯垢染め出し剤に用いられる食用色素の特徴

食用色素	概　要
フロキシン	キサンテン系色素で，赤〜暗赤褐色の粒または粉末で，無臭である．水，エタノールによく溶け，燈赤色と緑黄色の蛍光を出す キサンテン系色素は細菌に対して，光の存在下で致死的作用を有し，酸素があるところで殺菌作用が現れる
ローズベンガル	キサンテン系色素で，帯紫赤〜赤褐色の粒または粉末である 水に溶かすと，帯青赤色を呈する
ブリリアントブルー	トリフェニルメタン系色素で，金属光沢をもつ，帯赤紫色の粒または粉末である．水によく溶け，青色を呈する 消化管からの吸収は非常に悪く，未変化のまま排泄される

歯垢染め出し剤の形状と特徴（図 6-2）

液　体

塗布，滴下，含嗽で，使うことができる．
一部分だけ染めることもでき，プラークの染色性がよいものが多い．

錠　剤

1錠ずつ包装されている．準備は手軽で，携帯にも便利である．集団で一斉に染め出す場合などに，専門家の手をわずらわせることなく使うことができる．しかし，染め出された色が薄く，プラークが判別しにくい，そのまま飲み込んでしまう，錠剤が噛み砕いた側に残るなどの欠点がある．

その他

歯磨剤に色素が含まれているものやジェルタイプのものがあり，歯ブラシにつけて使用する．また，スポンジ球や綿棒に色素がついているものもある．

歯垢染め出し剤の使い方

液　体

■塗布法
綿棒や綿球を使い，染め出したい部分に軽くたたくように塗る．こすってしまうとプラークが除去されることがあるので注意する．部分的な応用が可能である．

■滴下法
舌を軽くあげて口腔底に液を数滴たらしたあと，唾液とよく混ぜて，舌を使って口腔内全体に行き渡らせる．口腔内全体が染まることが欠点である．

■含嗽法
5 mL を口に含み，ブクブクしながら口腔内全体に行き渡らせる．口唇を閉じていないと，吹き出しやすいため注意する．口腔内全体が染まることが欠点である．

錠　剤

錠剤を口に入れて前歯で 30 回程度噛み砕いて，唾液に溶かしながら舌で全体に行き渡らせる．錠剤が残らないように十分噛み砕く．錠剤を誤って飲み込まないよう注意する．

歯垢染め出しを行う際の注意

① 使用目的を説明して，相手の了解を得る．
② ワセリンなどを塗って口の周囲や唇への染め出し剤の付着を避ける．
③ 染め出したい部分を確実に染める．
④ 染め出し後は，軽く1〜2回うがいする．
⑤ 衣服などに付着させないように，取り扱いに注意する．付着した場合には，まず，水洗いしてから洗剤を使って洗う．白木綿では2％シュウ酸液および2％次亜塩素酸ナトリウム液を用いて除去できるが，専門家に依頼するのが無難である．
⑥ 年齢や使用する状況に合わせて使い分ける．
⑦ まれにアレルギー症状を引き起こすことがあるので，薬，食物などのアレルギーがある人への使用には注意する（コラム参照）．

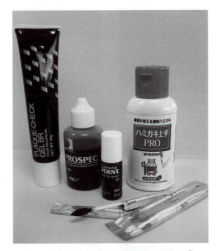

図 6-2 歯垢染め出し剤

コラム

歯垢染め出し剤の使用について

歯垢染め出し剤に使われる色素は，食用での使用も認められているが，まれにアレルギー症状（発疹・発赤，口内の腫れ・かゆみなど）を起こすことがある．染め出し剤に含まれる成分（甘味料や保存剤など）が一因とされていたが，最近になって，色素によるものではないかという報告もみられる．薬，食品，化粧品などによりアレルギー症状を起こしたことがないかを事前に確認して使用することが必要である．食品アレルギーのある男児でアナフィラキシーショックが1例報告されていることから，とくに，学童期未満の子どもへの使用は慎重を期す必要がある．

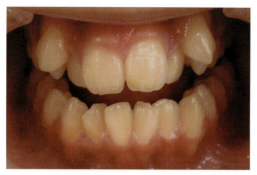
a：染め出し前

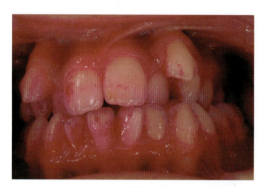
b：染め出し後

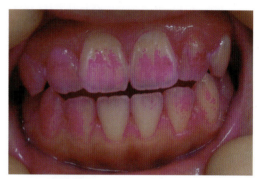
c：染め出し後

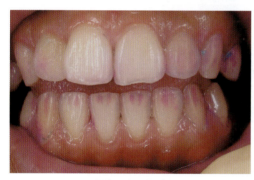
d：2色染め出し後（正面）

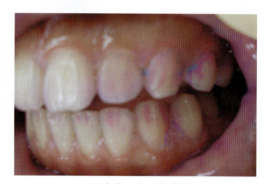
e：2色染め出し後（左）

図 6-3　歯垢染め出し例

表 6-7 市販の歯垢染め出し剤

色　素	形　状	名　称	発売元	内容量
フロキシン （赤色 104 号）	液	トレース 28	クルツァージャパン	59 mL
		クローバー歯垢染め出し液ライト （氷いちご風味）	佐藤歯材	5 mL 50 mL
	錠　剤	カラーテスター	サンスター	200 錠
	ペレット	メルサージュ PC ペレット	松風	100 個
アシッドレッド （赤色 106 号）	液	DENT リキッドプラークテスター	ライオン歯科材	6 mL 50 mL
	綿棒タイプ	DENT プラークテスター		100 本
フロキシン ＋ブリリアントブルー （青色 1 号）	液	ツートーン	クルツァージャパン	59 mL
		クローバー歯垢染め出し液ライト （グレープ風味）	佐藤歯材	5 mL 50 mL
ローズベンガル （赤色 105 号）	液	プロスペック歯垢染色液	ジーシー	5 mL 40 mL
	ジェル	プロスペック歯垢染色ジェル		5 g 40 g
ローズベンガル ＋ブリリアントブルー	ジェル	プラークチェックジェル BR	ジーシー	5 g 40 g

> **コラム**
>
> ### デンタルミラーの使い方
>
> 　口腔内は手鏡などで観察することが可能であるが，歯の裏側や臼歯は見にくい，あるいは見えないことがあるので，よく観察したい場合にはデンタルミラーを使用するとよい．
> 　プラークの除去状態は舌や口腔内の感覚で認識することもできるが，より確認しやすい方法を応用する．手鏡だけでなく，デンタルミラーを使用することによって，プラークの付着状態をより詳しく観察することができる．

7

歯にやさしい食品
(ガム・タブレット)

1 食品の表示

食品の表示で消費者庁（食品表示課）が所管する法律には，食品衛生法，健康増進法，JAS法（農林物資の規格化及び品質表示の適正化に関する法律）などがある．食品衛生法は販売する食品・添加物に関する表示の基準を，健康増進法は国民の健康増進を総合的に推進するために栄養成分に関する表示や特別用途の表示の基準を，JAS法はすべての飲食料品の品質に関する表示について，製造者等が守るべき基準を定めている．執行業務は，食品衛生法とJAS法は農林水産省，健康増進法は厚生労働省とで，連携して実施される．また医薬品については厚生労働省が所管し，医薬品医療機器等法（旧薬事法）で定めている（表 7-1）．

栄養改善法が平成14年（2002）に廃止となり，代わって国民の栄養の改善その他の国民の健康の増進を図ることを目的として健康増進法が制定された．

近年，国民の健康に対する関心が高まるなか，食品に求められる機能も複雑，多様化している．多種多様な食品が流通する今日，消費者に正しい情報を伝え，消費者が食品の特性を十分に理解し安心して食品の選択ができるよう，食品の機能表示の基準を定める目的で，平成13年（2001）に保健機能食品制度が創設された．これにより「健康食品」のうち，一定の条件を満たしたものは「保健機能食品」と表示することができる．保健機能食品は審査の有無や表示などの違いにより，「特定保健用食品」と「栄養機能食品」の2つに分類される（表 7-1）．平成17年（2005）には表示内容の充実と適正化のために過度の「健康食品」に期待する傾向を是正し，バランスのとれた食生活の普及啓発を図るため，保健機能食品に「食生活は，主食，主菜，副菜を基本に，食事のバランスを」などの表示が義務づけられた．保健機能食品制度に関する業務の所管は，平成21年（2009）9月1日に厚生労働省から消費者庁に移管された．

表 7-1　保健機能食品の位置づけ

分　類			関連法規
医薬品	医薬品（医薬部外品を含む）		医薬品医療機器等法
食　品	保健機能食品	栄養機能食品	健康増進法，食品衛生法
		特定保健用食品	
	一般食品（いわゆる健康食品を含む）		食品衛生法

特定保健用食品

　特定保健用食品とは，身体の生理学的機能や生物学的行動に影響を与える保健機能成分（関与成分）を含んでおり，その摂取により特定の保健の機能（用途）が期待できる旨を表示して販売される食品をいう．健康な人や食生活などが原因で起こる生活習慣病などの境界線上にいる人が特定保健用食品を利用することにより，食生活を改善して健康の維持増進を期待できる食品である．略して「トクホ」ともいわれている．

■おもな表示許可商品と許可証票

- ▶おなかの調子を整える食品
- ▶コレステロールが高めの方の食品
- ▶ミネラルの吸収を助ける食品
- ▶ミネラルの吸収を助けおなかの調子を整える食品
- ▶血圧が高めの方の食品
- ▶骨の健康が気になる方の食品
- ▶むし歯の原因になりにくい食品と歯を丈夫で健康にする食品
- ▶血糖値が気になりはじめた方の食品
- ▶血中中性脂肪・体脂肪が気になる方の食品

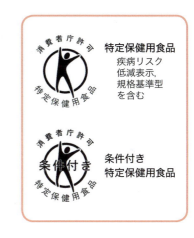

■審査手続きの流れ

　特定保健用食品制度は，食品の機能と健康の維持・増進とのかかわりの表示を法律で認めたもので，世界ではじめての制度である．特定保健用食品として販売するには，個別に国の審査を受け，許可（承認）を得なければならない．審査手続きの流れは次のとおりである．

① 申請者：商品の安全性，有効性，安定性を検証．
② 申請者 → 消費者庁食品表示課：申請書類をとりまとめ，表示許可申請を行う．
③ 消費者委員会新開発食品評価調査会：効果の判断．
④ 食品安全委員会新開発食品専門調査会：新規関与成分の安全性を中心に審査．
⑤ 消費者委員会新開発食品調査部会：改めて安全性および効果の判断．
⑥ 厚生労働省医薬食品局：医薬品の表示に抵触しないかの確認．
⑦ （独）国立健康・栄養研究所または登録試験機関：関与成分量を分析．
⑧ 消費者庁長官の許可．

■特定保健用食品の類型（表7-2）

■特定保健用食品としての義務表示事項

　特定保健用食品としての義務表示事項は，特定保健用食品である旨，商品名，許可を受けた者の氏名（法人にあってはその名称），許可証票，許可を受けた表示の内容，原材料名，賞味期限，内容量，栄養成分表示，1日あたりの摂取目安量，摂取方法，摂取をするうえでの注意事項，調理または保存の方法，製造者，バランスの取れた食生活の普及啓発を図る文言である．関与成分が栄養素等表示基準値の定められた成分である場合は，1日あたりの摂取目安量に含まれる該当栄養成分の量が栄養素等表示基準値に占める割合も追加される．

令和4年（2022）11月までに1062品目が表示許可を受けている．そのうち「むし歯の原因になりにくい食品と歯を丈夫で健康にする食品」は87品目である．当初はう蝕誘発性がないかもしくは著しく低い，う蝕原性菌の増殖を抑制するなど「むし歯の原因になりにくい食品」が許可されたが，近年はう蝕になりにくく再石灰化を促進するなど，歯質環境を改善する「歯を丈夫で健康にする食品」が主流になっている．さらに平成21年（2009）には，カルシウムと大豆イソフラボンアグリコンを配合した商品が「歯を支えるハグキの健康を保つ食品」としてはじめて許可を取得し，平成27年（2015）にはユーカリ抽出液を配合した商品がこれに加わった（**表7-3**）．

栄養機能食品

栄養機能食品とは，高齢化や食生活の乱れなどにより，通常の食生活を行うことがむずかしく，1日に必要な栄養成分（亜鉛，カルシウム，鉄，銅，マグネシウム，ナイアシン，パントテン酸，ビオチン，ビタミンA，B_1，B_2，B_6，B_{12}，C，D，E，葉酸）を摂取できない場合に，その補給・補完を目的として摂取する食品である．1日あたりの摂取目安量に含まれる栄養成分量が，国が定めた上・下限値の規格基準に適合すればその栄養成分の機能の表示ができるもので，国への許可申請や届出は必要ない．

特別用途食品：嚥下困難者用食品

特別用途食品は健康増進法において規定されている．そのうち嚥下困難者用食品は，嚥下を容易ならしめ，かつ誤嚥および窒息を防ぐことを目的とするものである．基本的許可基準と規格基準に適合したものに表示の許可がおりる．

■ 基本的許可基準と許可証票
- ▶医学的，栄養学的見地からみて，嚥下困難者が摂取するのに適した食品であること．
- ▶嚥下困難者により摂取されている実績があること．
- ▶特別の用途を示す表示が，嚥下困難者用の食品としてふさわしいものであること．
- ▶使用方法が簡明であること．
- ▶適正な試験法によって成分または特性が確認されるものであること．

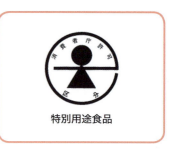

■ 規格基準

許可基準Ⅰ（ゼリー状の食品など均質なもの），許可基準Ⅱ（ゼリー状またはムース状等の食品など許可基準Ⅰを満たすものを除いた均質なもの），許可基準Ⅲ（まとまりのないおかゆ，軟らかいペースト状またはゼリー寄せ等の食品など不均質なものも含むもの）で，それぞれ硬さ，付着性，凝集性について規格を満たせばよいものである．

表 7-2 特定保健用食品の類型

類　型	概　要
特定保健用食品	健康増進法第26条第1項の許可または第29条第1項の承認を受けて，食生活において，特定の保健の目的で摂取をする者に対し，その摂取により当該保健の目的が期待できる旨の表示をする食品をいう
特定保健用食品 （規格基準型）	特定保健用食品であって，許可実績が十分あるなど科学的根拠が蓄積したものについては，個別審査を行わず規格基準を定め，事務局で適合するか否かの審査を行い許可などを受けたものをいう
特定保健用食品 （疾病リスク低減表示）	特定保健用食品であって，関与成分の疾病リスク低減効果が医学的・栄養学的に確立されている場合に疾病リスク低減表示を認める
条件付き特定保健用食品	有効性の科学的根拠が通常の特定保健用食品に届かないものの，一定の有効性が確認されている食品について，限局的な科学的根拠である旨の表示を条件として許可する

表 7-3 歯や歯周組織の健康維持に関与する成分

分　類	成　分
むし歯の原因になりにくい食品と歯を丈夫で健康にする食品	・パラチノースと茶ポリフェノール ・マルチトールとパラチノースと茶ポリフェノール ・マルチトールと還元パラチノースとエリスリトールと茶ポリフェノール ・マルチトール ・キシリトールとフクロノリ抽出物（フノラン）とリン酸-水素カルシウム ・キシリトールと還元パラチノースとフクロノリ抽出物（フノラン）とリン酸-水素カルシウム ・CPP-ACP（乳タンパク分解物） ・リン酸化オリゴ糖カルシウム（POs-Ca） ・キシリトールとマルチトールとリン酸-水素カルシウムとフクロノリ抽出物（フノラン） ・緑茶フッ素
歯を支えるハグキの健康を保つ食品	・カルシウムと大豆イソフラボンアグリコン ・ユーカリ抽出液（マクロカルパール C）

コラム

歯に信頼マーク

　1969年，スイスでは歯垢のpHを5.7以下に低下させない菓子に「Nice for tooth」と表示できることが法律で定められた．これがきっかけとなり1982年に非営利団体「トゥースフレンドリー協会」が発足した．その後，各国が次々とトゥースフレンドリー協会をつくり，1991年には本部として国際トゥースフレンドリー協会（Toothfriendly Sweets International）が発足した．消費者への啓蒙活動を通じて，歯垢のpHを低下させない菓子を摂取することを推奨し，う蝕の発生頻度を減少させようとするものである．その趣旨に基づき，当時先進国のなかで唯一う蝕の減らないわが国でも，食べものの選択の面から口腔保健を推進することを目的として，平成5年（1993）に日本トゥースフレンドリー協会が誕生した．「食べてから30分以内に歯垢のpHを5.7以下に低下させないもの」に「歯に信頼」マークの表示を与えている．

　食品検査は，国際トゥースフレンドリー協会指定機関において間食品を対象に，pH電極内蔵法で行われる．4名の被験者に小さなpH電極を埋め込んだ義歯を数日間装着し，そこに歯垢を形成させる．食品を食べ，歯垢とエナメル質の接点のpHの変化を連続的に測定する．臨界pHは5.7と高めに設定されている．

2 代用甘味料

スクロース（ショ糖）の過剰摂取や頻繁な摂取は，う蝕や肥満などの生活習慣病につながる．代用甘味料は，スクロースに代わる甘味料として開発され，う蝕の予防，糖尿病患者のインスリンの節約，肥満対策などの目的で使用されている．

代用甘味料は，エネルギーのない非糖質系甘味料とエネルギーを有する糖質系甘味料に大別される．非糖質系甘味料はさらに天然甘味料と合成甘味料に分けられ，甘味度がスクロースの何百倍もある高甘味度甘味料である．天然甘味料はステビアや甘草という植物から得られる．

糖質系甘味料は代用糖ともいわれ，単糖類，二糖類，オリゴ糖，糖アルコールなどに分類される（表7-4）．甘味料のうち，う蝕を誘発しないものを非う蝕誘発性甘味料という．

糖アルコール

糖アルコールは，糖の分子に高圧下で水素を添加することによって得られ，アルコール基（-OH）をもつ．次の性質から食品関連に広く利用されている．

① 甘味度はスクロースのおよそ50％（キシリトールは100％）である．
② プラーク内でほとんど発酵せず，不溶性グルカン形成や酸産生の基質にならない．ソルビトール，マンニトールにはわずかながら酸産生があるが，プラークのpHを明らかに低下させるものではない．
③ 腸管での吸収が緩慢なため低カロリー性である．
④ 大腸に長くとどまると水の吸収が抑制されるため，エリスリトール以外の糖アルコールを一度に多量に摂取すると一過性の下痢を起こすことがある．下痢を指標とした最大無作用量は体重1kgあたり0.3g前後である．
⑤ インスリンの分泌を刺激しない，血糖値の急激な上昇がない．
⑥ カルシウムと複合体を形成し，カルシウムの吸収や再石灰化を促進する．

■ キシリトール

糖アルコールのなかでもキシリトールは歯によい食品として広く知られている．キシリトールは糖アルコールのなかで一番甘味度が強くショ糖と同程度の甘味があり，また水に溶解するときの吸熱反応により冷涼感を覚える．$C_5H_{12}O_5$の5個の炭素原子と5個の水酸基を含む構造をしている．野菜や果物にも含まれているが，ガムなどに添加されているものは，白樺などの構成成分であるキシランヘミセルロースを加水分解して得られたキシロース（木糖）に水素を添加してつくられる．キシリトールは以前から輸液として使用されていたが，平成9年（1997）に食品添加物としての使用を厚生省（現 厚生労働省）から許可された．

キシリトールがう蝕を予防する作用には，非特異的作用と特異的作用がある．

① 糖アルコールが持つ非特異的作用として，甘味による味覚刺激や咀嚼による唾液分泌の促進とプラーク中のカルシウムを増加させることによる再石灰化の促進がある．

表 7-4 スクロースと代用甘味料

分類		甘味料	相対甘味度（スクロース=1）	エネルギー代謝基質性（kcal/g）	非う蝕誘発性
糖質系甘味料	二糖	スクロース（ショ糖）	1	4	×
	単糖	グルコース（ブドウ糖）	0.74	4	×
		フルクトース（果糖）	0.9	4	×
	オリゴ糖	パラチノース	0.45	4	○
		トレハロース	0.5	3.5以下	○
		カップリングシュガー	0.5〜0.6	3.5以下	△
	糖アルコール	ソルビトール	0.6〜0.7	2.5〜3.4	○
		マンニトール	0.57	1.5〜2.4	○
		マルチトール	0.75〜0.8	1.5〜2.4	○
		ラクチトール	0.35	1.5〜2.4	○
		キシリトール	1.08	2.5〜3.4	○
		エリスリトール	0.7〜0.8	0	○
		還元水飴	0.2〜0.7	2.8	○
		還元パラチノース	0.5	1.5〜2.4	○
非糖質系甘味料	化学修飾系	スクラロース	600	0	○
	配糖体系	ステビオサイド	200	4	○
	アミノ酸系	アスパルテーム	100〜200	4	○
	化学合成系	サッカリン	200〜700	0	○
		アセスルファムK	200	0	○

② キシリトール特有の特異的作用として，酸産生菌に発酵されない，プラーク中のスクロース分解酵素であるスクラーゼの活性を低下させ，酸産生低下や酸の中和を促進する，無益回路によるミュータンスレンサ球菌への影響がある．

　キシリトールは，ミュータンスレンサ球菌のホスホエノールピルビン酸依存ホスホトランスフェラーゼ系により菌体内に取り込まれ，キシリトール-5-リン酸となる．そのほとんどは菌体外に排出されるが，排出されず菌体内に蓄積されたキシリトール-5-リン酸はあるレベルに達すると糖代謝の酵素を阻害する．また，キシリトール-5-リン酸はホスファターゼにより加水分解されると，無機リン酸塩とキシリトールになる．ここで生じたキシリトールは菌体外に排出されるが，再び菌体内に取り込まれ，この過程を繰り返す．これによりミュータンスレンサ球菌はキシリトールをエネルギーに変換できないばかりか，エネルギーの無駄使いを繰り返す．これを無益回路という．この結果，ミュータンスレンサ球菌数の増加を抑制する．

　ミュータンスレンサ球菌のなかには，キシリトールの取り込み系が欠如しているキシリトール非感受性菌が存在する．キシリトールを常用するとキシリトール感受性菌が減少し，キシリトール非感受性菌が増加することがわかっている．

　キシリトールの効果を期待するには，菓子の場合，口腔内に長くとどまるガムかタブレットであること，キシリトールがその製品に使用されている甘味料の50％以上であること，スクロースなど発酵性の甘味料が使用されていないことなどがあげられる．

3 リカルデント（CPP-ACP）

牛乳やチーズなどの乳製品の抗う蝕作用については古くから知られており，その作用を示す成分は牛乳のタンパク質であるカゼインやリン酸カルシウムなどであることが確認されている．

CPP-ACP（casein phosphopeptide-amorphous calcium phosphate）は，カゼインホスホペプチド（CPP）と非結晶リン酸カルシウム（ACP）による複合体で，メルボルン大学のE. C. レイノルズ教授らによって開発された．CPPはカゼインをトリプシンで消化したもので，カゼインの味の悪さやアレルゲン性を改善し，酸性pHで可溶性を示すなど，より優れた性質を有している．CPPの特異なペプチド鎖はACP周辺に担体複合体CPP-ACPを形成し，ACPを包む形で保持したままエナメル質内へ入り，ACPを安定した形でエナメル質表層下まで運搬して再石灰化を促す．

■ **CPP-ACPのう蝕予防メカニズム**

① 唾液中のカルシウムイオンやリン酸イオンの過飽和状態を維持・増進することにより，脱灰を抑制する．
② 唾液だけでなくプラーク中にも局在し，カルシウムイオンやリン酸イオンを過飽和に供給することにより，脱灰抑制・再石灰化を促進する．フッ化物の存在によって再石灰化がより増強される．
③ CPP-ACPによる再石灰化部位は，唾液による再石灰化部位や元のエナメル質に比べて耐酸性が増強される．
④ 露出象牙質に対して象牙細管を封鎖する．

■ **CPP-ACP配合製品**

「リカルデント」は登録商標であり，現在CPP-ACP配合製品には，ガム，ミルク，ペーストがある．日本では平成12年（2000）にはじめてCPP-ACP配合ガムが「歯を丈夫で健康にする食品」として特定保健用食品に許可された．さらに，平成16年（2004）には飯島らにより，CPP-ACPの耐酸性増強効果が明らかにされ，特定保健用食品としてはじめて「虫歯の始まりである脱灰を抑制し，再石灰化及びその部位の耐酸性を増強するCPP-ACPを配合しているので，歯を丈夫で健康にします」との表示が許可された．歯科医院専用のガムには，市販品の2倍のCPP-ACPが配合されており，日本トゥースフレンドリー協会から「歯に信頼」マークを与えられている．1日4回（1回20分），2週間噛むことにより石灰化が促進されること，CPP-ACPがプラークに付着するので噛み終わったあともプラーク中に高濃度で保持され，その効果は3時間以上持続することが確認されている．

10％w/wのCPP-ACPが配合されているペーストは日常的なブラッシング後，SRPやPTCのあとなどに綿球，綿棒，タフトブラシなどで歯面に塗布し，3分以上停滞させてから吐き出すように使用する．

CPP-ACPは牛乳タンパク質由来のため，牛乳アレルギーのある人には勧められないので注意しなければならない．

4 ポスカ（POs-Ca）

　植物のデンプン，とくに馬鈴薯デンプンにはリン酸基がエステル結合している分子の含有量が多い．江崎グリコ生物科学研究所の釜阪らはこれに着目し，各種アミラーゼを用いた加水分解によりリン酸化オリゴ糖（POs）を調整した．リン酸化オリゴ糖のリン酸基はミネラル可溶性を持ち，カルシウムとの結合能力が高い．さらに，リン酸化オリゴ糖をカルシウム塩として調整したリン酸化オリゴ糖カルシウム（Phosphoryl Oligosaccharides of Calcium；POs-Ca）は，きわめて水溶性が高く，可溶性カルシウムの供給源として有用であることが示された．

■ POs-Ca の特徴
① ミュータンスレンサ球菌に代謝されない．
② ショ糖およびミュータンスレンサ球菌存在下においても人工プラーク（非水溶性グルカン）形成を抑制する．
③ リン酸基に由来する強い緩衝作用で，ショ糖の発酵によって生成する乳酸に対してpHの低下を抑制し，エナメル質の脱灰を抑制する．
④ 初期う蝕のエナメル質の脱灰部にカルシウムイオンとリン酸イオンを効率よく供給し，再石灰化を促進する．
⑤ POs-Ca は0.5％の低濃度でもエナメル質の再石灰化を促進する．

■ POs-Ca の作用と再石灰化促進メカニズム
　POs-Ca 配合シュガーレスガムを噛むと5分以内にpHが7.0から7.5の弱アルカリ性まで上昇する．弱アルカリ性の環境ではカルシウムの可溶性が低下し，カルシウムイオンが不足がちになる．しかし，POs-Ca の高い水溶性によりカルシウムが供給され，噛みはじめ10分以内はCa/P比が有意に高値を示し，ハイドロキシアパタイトのCa/P値1.67に近づくことが確認された．
　POs-Ca 配合シュガーレスガムの再石灰化促進メカニズムは，口腔内を再石灰化に適した環境に整えることにあり，エナメル質だけでなく象牙質の再石灰化促進も確認されている．
① ガムを咀嚼することにより唾液の分泌を促して，酸性に傾いたプラーク内pHを弱アルカリ性に迅速に上昇させる．
② 唾液中の可溶性カルシウムイオンを増加させ，Ca/P比を上昇させる．

　また，糖アルコールでは一度の過剰摂取で，人によっては一時的な下痢を起こすことがあるが，過剰摂取試験を行い，このような症状が見られないことを明らかにしている．
　POs-Ca 配合シュガーレスガムは平成15年（2003）に「歯を丈夫で健康にする食品」として特定保健用食品に許可された．今後，POs-Ca のきわめて高い水溶性をいかして，カルシウム強化など食品への利用が期待される．

5 乳酸菌 LS1

　ヒトの口腔内には多くの細菌が生息しており，そのなかでも *P. g* 菌（*Porphromonas gingivalis*），*T. f* 菌（*Tannerella forsythia*），*T. d* 菌（*Treponema denticola*）はレッド・コンプレックスと呼ばれ，重度の歯周炎に関連があるといわれている．

　P. g 菌は，成人の歯周炎から高頻度で検出されるグラム陰性偏性嫌気性桿菌で，糖分解能はないが，血液平板上に黒色で悪臭のあるコロニーを形成する．線毛により上皮細胞間隙や歯周組織内に入り込んでいく．菌体表層の莢膜により貪食細胞の食菌作用に抵抗性を示す．表層にはタンパク質分解酵素があり，宿主組織の破壊，サイトカインを分解することによる免疫攪乱作用がある．*P. g* 菌の内毒素は歯槽骨吸収を促進させる．また，血管内皮細胞に侵入することができ，*P. g* 菌の酵素は血小板の凝集を促進し，血栓の形成に関与している．血管の内側に付着してコレステロールなどを集め，動脈硬化の原因にもなっている．

　近年，プロバイオティクス（probiotics）による疾病の予防，改善が注目されている．プロバイオティクスは抗生物質（antibiotics）に対比される言葉で，共生を意味するプロバイオシス（probiosis）を語源とし，消化管内の細菌叢を改善して宿主に有益な影響をもたらす微生物のことをいう．東海大学医学部感染症研究室の古賀泰裕教授のグループは，プロバイオティクスを口腔内に応用して，細菌叢をコントロールすることにより歯周病を予防する目的から，健康なヒトの唾液中から乳酸菌 LS1（*Lactobacillus salivarius* TI 2711）を分離し，LS1 の *P. g* 菌に対する効果を確認した．

① *P. g* 菌をはじめとする歯周病原菌 3 菌に LS1 を添加して培養したところ，LS1 無添加のコントロール群ではどの歯周病原菌も増加したのに対し，LS1 添加群では 24 時間で 3 菌ともほとんど死滅した．殺菌作用は LS1 が産生する乳酸によることが確認された．

② 乳酸により pH が一時的に低下するが，LS1 みずから乳酸濃度上昇により殺菌されるので，過剰な乳酸産生は起こらず，う蝕を誘発する可能性は低いと考えられる．ヒト臨床試験でも新たなう蝕の発生や進行は確認されていない．

③ 被験者を LS1 服用群とプラセボ服用群に分けて実施した研究において，プラセボ服用群では歯肉縁下プラーク中の *L. salivarius* 数，*P. g* 菌数に有意な増減はみられなかった．LS1 服用群では *L. salivarius* 数は LS1 服用期間高い検出率で，*P. g* 菌数は有意な減少がみられた．また LS1 服用による臨床症状の改善傾向が確認された．

④ 口臭測定器ハリメーターで「口臭あり」と判定された 20 名のうち，LS1 服用 8 週後，約 2/3 に口臭の消失が確認された．また，依然として「口臭あり」と判定された人についても明らかな口臭の減少が認められた．

　この生きた乳酸菌 LS1 を配合したタブレットが健康食品として販売されている．LS1 は抗菌薬が浸透できない歯肉縁下のバイオフィルムにも入り込めるため，今後，生物的プラークコントロールとして歯周病の予防に期待されるものである．

6 糖質ゼロと糖質オフ（シュガーレスとノンシュガー）

食品の表示は，消費者が食品を購入する際，内容を理解し，選択するうえで重要な情報源となる．「栄養表示基準」に基づく表示の意味をよく理解して，食品を購入することが大切である．たとえば「カロリーゼロ」の表示があるが，まったくカロリーがないわけではない．まったくカロリーがないと誤解していることがあるので，注意しておかなければならない．

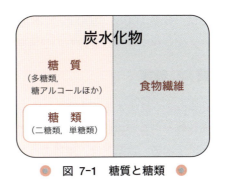

図 7-1 糖質と糖類

糖質ゼロと糖質オフ

食品の栄養に関する表示は，健康増進法第 31 条に基づき「栄養表示基準（消費者庁）」により表示することが定められている．

「糖質ゼロ（0）」とは，食品・飲料 100 g（100 mg）あたり糖質が 0.5 g（飲料 0.5 g）未満であることを意味する．また，「糖質オフ」は食品・飲料 100 g（100 mg）あたり糖質が 5.0 g（飲料 2.5 g）以下であれば表示することができる．したがって，「糖質ゼロ」，「糖質オフ」と表示してあっても，まったく糖質が 0（ゼロ）ということではない．また，「糖類ゼロ」の表示もあり，飲料 100 mL あたりの糖類 2.5 g 未満のものに表示ができる．

カロリー（熱量）についても，「カロリーゼロ（0）」は食品・飲料 100 g（100 mL）あたりのカロリーが 5 kcal（飲料 5 kcal）未満のものを「ゼロ」と表示している．また，食品・飲料 100 g（100 mL）あたりのカロリーが 40 kcal（飲料 20 kcal）以下ならば「カロリーオフ」と表示できる．このような基準値により表示されている．

糖類を含まない旨の表示：「ゼロ」「無」「ノン」「レス」「フリー」

食品・飲料の表示について，「0（ゼロ）」と表示できる基準（含まない旨を表示）では，「ゼロ」，「無」，「ノン」，「レス」，「フリー」などの表示もできる．したがって，食品・飲料にシュガーレス（sugarless），ノンシュガー（non sugar）を表示しているものは，栄養表示基準では食品 100 g（100 mL）あたりに単糖類または二糖類の糖（糖類）が，0.5 g（飲料 0.5 g）未満であることを意味する．

シュガーレス，ノンシュガーの食品の甘味として，糖以外の甘味料が使われることが多い．

甘味料のなかには糖よりも若干少ないがカロリーを持つものもある．天然甘味料（ステビアなど），人工甘味料（アスパルテームなど），糖アルコール（キシリトールなど）を使用しても，これらは糖類ではないので糖類を含まない表示をすることができる．菓子類には，糖質以外にも生クリーム，バター，卵などエネルギーとなる成分が含まれているので注意する．

糖類が低い旨の表示：「オフ」「低」「ひかえめ」「少」「ライト」「ダイエット」

食品・飲料の表示について，「オフ」と表示できる基準（低い旨を表示）では，「低」，「ひかえめ」，「少」，「ライト」，「ダイエット」などの表示もできる．「少糖」，「微糖」を示している食品の栄養表示基準では，食品100 g（100 mL）あたりに糖類が，5 g（飲料2.5 g）以下であることを意味する．上記同様に糖類以外のものが含まれていることがあるので注意する．

炭水化物 ＞ 糖質 ＞ 糖類

炭水化物は有機化合物で，構成する単位糖の数により単糖，オリゴ糖（少糖），多糖に分類される．糖質とは炭水化物から食物繊維を除いたものであり，糖アルコール，オリゴ糖，デンプンなどを総称したものである．糖類とは，糖質のうちの単糖類と二糖類で，分子量が小さく水溶性で甘味を有するものをいう．

コラム

栄養表示基準の対象ではない表示

「うす味」，「甘さひかえめ」などの味覚に関する表示は栄養表示基準の対象にならないので注意する．ただし，「あま塩」，「うす塩」，「あさ塩」などの表示は栄養表示の基準の対象となる．

8

オーラルヘルスケア
まめ知識
(歴史，名言集，Q＆A)

口腔清掃の歴史

年　代	西　洋	日　本・東　洋	その他
〈古　代〉 B.C. 2100年ころ 　　バビロニア	エジプトの史家ヘロドトスによる ●宗教的慣習として，水または特別な配合の液体を用いて洗口した		
B.C. 500〜 　　600年 　　インド		スシュルタ編纂による『スシュルタ本典』（Susrute Samhita）（インドの医書） ●口腔清掃用具：dantakastha（歯木） ●歯ブラシは，12指ほどの長さ，小指ほどの太さの木の枝（刺毬花，曼荼羅樹，阿育樹）を咀んでつくったもの ●舌の清掃は，長さ10指ほどの柔軟な金の延板，木の条片でかきとる	医師スシュルタと釈迦（B.C. 5〜6世紀）は同時代
B.C. 500年 　　ギリシア	ヒポクラテス（Hippocrates） 西洋の医祖著『De Carnibus』，『De officina medici』 ●口腔清掃用具：羊毛 クリミヤで，このころのものと推定される金の小楊枝が発見されている		ヒポクラテス（B.C. 460〜349年ころ）
B.C. 400年 　　ギリシア	アリストテレス（Aristoteles）著『健康の書』 ●口腔清掃用具：目の粗いタオル 『アレキサンダー大王様，起床とともに手を洗い，口を漱ぎ，眼と鼻の穴を清掃してください．それから目の粗いタオルで歯を磨いてください』		アリストテレス（B.C. 384〜322年）
A.D. 23年 　　ローマ	プリニ（Caivs Plinius Secundus）著『博物学』 ●口腔清掃用具：小楊枝（乳香樹），銀製小楊枝		
100年 　　インド 　　ローマ	ケルズス（Aulus Cornelius Celsus）著『De Medicina』 ●口腔清掃用具：小楊枝 　　　　（乳香樹，銀・金） 冬でなければ起床後に清き水にて口を漱ぐべし	チャラカ（Charaka）著『チャラカ本典』（Charaka Samhita） ●1日2回収斂性，刺激性，苦味性の木片を噛んで歯ブラシの形として，清掃具とする	
200〜400年 　　中国 　　ユダヤ	『タルムド（Talmud）』：ユダヤ教の実際生活に関する律法，ラビなどによる集大成 ●口腔清掃用具：ケゼム（qesem） ケゼムといわれる木片を爪楊枝のように歯の間に挿入し，汚物を除いたり，歯列矯正に用いたり，咬砕して，歯の清掃に用いた	このころ使われていたと思われる小楊枝が江西省南昌市内で発掘される（1976年） ●口腔清掃用具：金製の小楊枝	
〈中　世〉 500年 　　中国		巣元方著『諸病源候論』 ●房楊枝で清掃 ●楷歯の習慣	476年 西ローマ帝国滅亡

年代	西洋	日本・東洋	その他
695年 中国		**義浄著『南海寄帰内法伝』** ●口腔清掃用具：歯木と刮舌ベラ 歯木は長さ12〜8指，太さ小指ほどの大きさにし，嚙んで綿のようになるもの．また，苦味，渋味のきついものがよい．刮舌は歯木，銅，鉄のヘラを使用 使用にあたっては毎朝歯木を嚙み砕き，歯を磨いて舌をこそぐ．また，多量の水で口を漱ぐ（朝嚼歯木） **進思撰著『千金方』** ●口腔清掃用具：指と塩 毎朝ひとにぎりの塩で口中に温水を含み，楷歯し，歯を百遍叩く	538年 日本に仏教伝来（楊枝使用） 医療制度の確立 宮内省内典薬寮に耳目口歯科がおかれる 570年ころ マホメット誕生 673年 イスラム帝国のコンスタンチノープル攻撃
700年代 イスラム	●口腔清掃用具：siwak，misak ●siwakと呼ぶ楊枝を嚙んで歯を磨く．siwakにオイル，ニスなどを塗ったものをmisakといい，これも用いられた ●siwakはarak，サトウキビ，ユリの根，桜桃の木，idchisの根などからつくられた		
800年代 日本		**景戒著『日本霊異記』** ●口腔清掃用具：楊枝 楊枝使用について記載 **空海著『庭儀灌頂行事手鏡』** ●口腔清掃用具：歯木 「歯木の事」として記載	空海諡号弘法大師 （774〜835年）
900年代 日本		**藤原師輔『九条殿遺誡』** ●口腔清掃用具：楊枝 上流人士，僧家の間で朝の洗面時に楊枝を用いる習慣が広まっていた	
959年 中国		**遼代の王の墓より発掘**（1953年） ●口腔清掃用具：歯ブラシ 毛の材料は不明，柄は象牙	
960年 中国		**周守中編纂『養生類纂』** ●口腔清掃用具：歯ブラシ 朝起きたら歯ブラシを使用してはならない．歯根が浮いて歯牙が疎開して動きやすくなり，長くたてば歯が痛むだろう	
984年 日本		**丹羽康頼著『医心方』**（日本最古の医書） ●口腔清掃用具：房楊枝 朝夕歯を琢けば齲にならない 食後に数回うがいをすれば齲にならない．鶏が鳴くとき（早朝）常に歯を叩くこと36回，長くこれを行えば齲にならない．しかも歯をかたくする	耳目口歯科から口歯咽喉科になる
1223年 中国		道元（日本の僧）が宋に渡り見聞 ●口腔清掃用具：歯ブラシ 毛は馬毛，柄は牛骨	

年　代	西　洋	日　本・東　洋	その他
1227年 　　日本		道元（帰国）著『正法眼蔵』 ●口腔清掃用具：楊枝（房楊枝） 　楊枝の長さは4〜16指，太さは小指ぐらい，楊枝をよく嚙み歯の表・裏を磨くようにして洗い，また，歯ぐきの肉の上も磨き洗う．歯と歯の間や歯の抜けたところも磨く．その後，舌をこそぐ	口歯咽喉科から口歯科になる
1400年代 　　イタリア	アルクラヌス（Joannes Arculanus）著『口腔衛生十戒』 ●口腔清掃用具：木片，亜麻布 　十戒中8，9，10に記載 　木片は，苦味，止血性のある扁柏，松，迷送香，杜松，蘆会などを使用．毎食後に一端のいくぶん広めの木片で残渣を除いたあとにうがいをする．また，就寝前，朝食前に歯磨剤を榛の実で包み，さらに亜麻布に纏絡して磨く		1492年 コロンブスによるアメリカ大陸の発見 1517年 宗教改革開始
〈近　世〉 1640年 　　イギリス	『ソフィアの伝記』…ハノヴァ選帝侯夫人（Hirschfeldによる説） ●口腔清掃用具：歯ブラシ 　毛は獣毛，柄は獣骨		
1712年 　　日本		寺島良安著『和漢三才図会』 ●口腔清掃用具：梳帯（クシハラヒ） 　毛は馬毛，柄は鯨鬚	1713年 貝原益軒『養生訓』
1728年 　　フランス	ピエール・フォーシャール（Pierre Fauchard）著『外科歯科医』（Le Chirurgien Dentiste）（第3-5章） ●口腔清掃用具：海綿・植物の根（タチアオイ，アオイウマゴヤシ），羽根楊枝，馬毛の歯ブラシ，亜麻布．歯科医によって歯を清めてもらったあと，毎朝口中を微温湯にて漱ぎ，そして，水に浸した小さいごく上等な海綿で歯を上から下へ，また内も外もよく磨く Addis, W.による製作（1946年McCauleyによる説） ●口腔清掃用具：歯ブラシ 　毛は獣毛，柄は獣骨 　獣骨に穴を明けた柄に獣毛を針金で留めたもの		1771年 フォーシャール （1678〜1761年） 1754年 山脇東洋ら，囚人の死体をはじめて解剖 前野良沢・杉田玄白ら『解体新書』の翻訳開始 1776年 アメリカ合衆国の独立 1789年 フランス革命
1809年 　　日本		式亭三馬著『浮世床』 ●口腔清掃用具：楊枝 　勇み肌の男，舌かきのついたる肝の楊枝で磨きながら来る	
1810年 　　イギリス	John Fullerが論文発表 ●口腔清掃用具：歯ブラシ 　歯に堆積する汚物を除去するためには刷毛はかたいものがよく，密植はよくない．弾性も大切で，歯面に合致するものでなければいけない．また，乱暴な使い方をしてはいけない		

年代	西洋	日本・東洋	その他
1814 年 イギリス	Benjamin James が論文発表 ●口腔清掃用具：歯ブラシ 　朝よりも晩に磨くほうがよい．軟組織を傷つけない程度のかたい毛がよい		
1818 年 イギリス	L. S. Parmly が論文発表 ●口腔清掃用具：塗蠟絹糸（とろう） 　　　　　　　（floss silk）		
1832 年 イギリス	J. Snell が案出 ●口腔清掃用具：4 つの特殊な歯ブラシ		
1841 年 フランス	F. Maury が創案 ●口腔清掃用具：近代的な歯ブラシ		
1857 年 アメリカ	H. N. Wadsworth ●口腔清掃用具：アメリカ製歯ブラシ		
1872 年 日本	歯ブラシの最初のパテント	日本で最初の歯ブラシの製造 ●口腔清掃用具：鯨楊枝 　毛は馬毛，柄は鯨鬚	1888 年 日本最初のブラシ会社，盛業株式会社創立 1893 年 農家の副業としてブラシ植毛の技術指導を行う
〈近代〉 1909 年ころ 日本		●口腔清掃用具：歯ブラシ 　獣骨およびセルロイド柄歯ブラシ製造発売	
1914 年ころ 日本		●口腔清掃用具：萬歳歯刷子一号 　毛は獣毛，柄は獣骨で，舌かきがついている．商品名に歯刷子の名称がついた最初のもの	1914 年 第一次世界大戦はじまる 1918 年 第一次世界大戦終結
ドイツ	ドイツ製セルロイド歯ブラシの製造はじまる		1923 年 関東大震災 1939 年 第二次世界大戦はじまる
1941 年ころ 日本		●口腔清掃用具：竹芯セルロイド柄歯刷子	1945 年 第二次世界大戦終結
1942 年 日本		●口腔清掃用具：竹柄ライオン歯刷子一号	1948 年 歯科衛生士法制定公布
1951 年ころ 日本		●口腔清掃用具：ナイロン毛・プラスチック柄の歯ブラシ作製はじまる	1958 年 学校保健法公布
1956 年 日本		●口腔清掃用具：イオン歯ブラシ	1961 年 日本工業規格制定（歯ブラシ）
1958 年ころ 日本		●口腔清掃用具：ポケットライオン歯刷子	1975 年 家庭用品品質表示実施（歯ブラシ）

名 言 集

俳 句

歯に関するもの

青梅や歯をうちならす貝の音　　　蕪村　　　歯ぎしみの拍子ともなりきりぎりす　　　一茶
鎌いれて歯のうく音やとくさ刈　　　　　　　また来たよ例の歯ぬけの鉢叩き　　　吏登
御所柿やわが歯に消ゆる今朝の霜　　其角

その他

白雪や山のはぎはのみがき砂　　　　　　　歯豁(しくわつ)に筆の氷をかむ夜かな　　　蕪村
おとろへや歯にくひあてし海苔の砂　　芭蕉　　はらの中へ歯はぬけけらし種ふくべ　　蕪村
かくれ家や歯のない声で福はうち　　一茶

川 柳

歯に関するもの

御歯黒が附かねば顔へ皺を寄せ　　　　　　虫歯へ有平女房へ妓の話
御歯黒の呪ヒヨンな水鏡　　　　　　　　　御歯黒で嫁(よめ)方々黒くなり
御歯黒を醬油のやうにあてがはれ　　　　　御歯黒の尻に抱かつ駄々を言ふ
御歯黒を附けて娘は野暮に成り　　　　　　御歯黒をつけつけ禿にらみつけ
御歯黒をもらひに行って綿を入れ　　　　　御歯黒を耳まで附ける其の当座
どうで見せねばならぬ歯を隠すなり　　　　源水は歯抜き目抜きは芥子之助
抜けた歯に禿のこぞる片つ隅　　　　　　　何事ぞ歯を抜く人の長刀
歯の抜けたやうに夜見世の顔が減り　　　　はげた歯で女房八つまではなしてる
三つのうち目も歯もよく哀れ也　　　　　　流行らぬと歯を白くしい黒くしい
山屋の豆腐両親の歯に合はず　　　　　　　もう引けと御歯黒屋からカツチカチ
入歯して親しみのない母の顔　　　　　　　糸切歯仕立おろしを着せる朝
親知らず痛む傾く父母の墓　　　　　　　　夫の持つ糸は切れない糸切歯
欠けた歯のその深淵に罪を埋め　　　　　　欠けた歯が飢えた痛みをつれつくる
銀婚を囃(はや)す子等みな鮫(さめ)の歯持ち　　　噛み分けのできる頃には歯もまばら
食ひしばる歯へ気付け一匙　　　　　　　　口惜しさを噛む奥歯ならひとつある
歯の抜けた心喪服に塩をふる　　　　　　　歯の隙も淋し初老の茶をすする
ほつぺたが叩き割りたい歯の痛み　　　　　古い歯よ君は戦争を知つてるね

196

よく光る入歯プライド許さない

口腔清掃に関するもの

行かふかと田楽串で歯をせせり
食ひつぶすやつにかぎつて歯をみがき
雪隠(せっちん)で歯をみがいている居候
恋はふと練歯磨の甘い味
歯磨も理屈つぽくて世が進み
老人の一徹塩で歯を磨き

井口と井戸口上の門ちがひ
太刀風で家伝歯磨売りちらし
朝と夜いい子にされる歯をみがき
出し過ぎた練歯磨をもてあまし
半分は恋人のため歯をみがき

その他

悪徳歯科医に抜かせたい狼の牙
御子孫のためにと歯科医金勧め
歯科医より欲しい「さそり」の110番
セメントを詰めても甘い物が好き

砂糖税歯科医の方で不賛成
歯科医療の汚点をドリルで削りたい
昔なら家の建つよな入れ歯代

ことわざ・俗信・故事・成語

歯に関するもの

奥歯で笑う
奥歯に衣着せる
奥歯に剣
奥歯に物が挟まる
親の脛(すね)嚙じる息子の歯の白さ
柿は歯の毒腹薬
固い歯は折れても柔らかい舌は折れぬ
櫛の歯をひく
歯牙にかく
歯牙の間に置くに足らず
尚歯
歯を没す
唇歯輔車
反歯に餅見せな
萵苣(ちさ)食わぬ者は歯延びる
角ある獣に上歯なし＝牙あるものには角なし
豆腐で歯を痛める
猫の歯に蚤＝犬の蚤の嚙みあて
歯が痛むときは碁盤(ごばん)を拝むとよい
歯が痛むときは桃の木を嚙むとよい
歯が浮く

歯が立たない
歯が立つ
歯が根を鳴らす
歯が生えて生まるる子は鬼子
歯が生えるまでは赤子に鏡をみせてはならない
恥の名をかくに爪ついず勘当被るに歯かけず
初児に白歯見せるな
歯と歯
歯と歯を合わす＝歯を合わせる
歯なしに食い残しがない
歯なしの骨だくみ
歯に合う
歯に衣着せぬ
歯に血を付ける
歯の間に隙のある者は運が悪い
歯の間の透ける者は嘘をつく
歯の遅く生える人は運が悪い
歯の白きは下賤(げせん)
歯の抜けたときは上の歯ならば床下に，下の歯ならば屋根に投げると後の歯がぐあいよく生える

歯の抜けた夢は不吉
歯の抜けたよう
歯の根が合わぬ
歯の生えない子に山芋を食べさせると歯が生えない
歯亡び舌存す
歯魔羅目
春の雪と歯抜けの狼はこわくない
歯を与えるにその角を欠く翼をつくるにはその足を二つにす
歯を嚙む

歯を切る＝歯を食い縛る（歯を食い合わす）
　　＝歯を切っす
歯を出す
歯を抜く
歯を見せる
歯をむく
前歯のすいている者は親に早く別れる
虫食い歯に物さわる
明眸皓歯(めいぼうこうし)
目には目を歯には歯を

口に関するもの

奥様も今は口様
匙(さじ)の先より口の先
口あらば食って通る肩あらば着て通る
口急ぎの恥かき
口が動けば口が止む
口が逃げて行くよう
口が干上がる
口から出るまで食う
口食うて一杯
口吸うと腫物にいえば耳たたず
口に合う
口に甘きは腹に害あり
口に孝行する
口に使われる
口に入るものなら按摩(あんま)の笛でも
口の端の飯粒を払い落とす
口は衛生の関門
口を過ごす
口を拭(ぬぐ)う
烏の口から余った物なし
口開けて五臓見ゆる蛙(かえる)かな
口有るものは片口も無用
口果報(かほう)
口が奢(おご)る
口が濡れる
口が曲がる

口が悪い
口食うて犬の道中
口な物を食い合う
口に飽けども目に飽かぬ
口に栄耀(えいよう)身に奢り
口にする
口に釣らるる身辛けれ
口に運ぶ
口の世
口は以て食うべし，以ていうべからず
口貰う
口を直す
口を濡らす
口先三寸
口は災いのもと
良薬は口に苦し
口を糊(のり)す
口なお乳臭
食より口
一口物に頰を焼く
目元千両口元万両
口を外す
食物と念仏は一口ずつ
泣く口には物食う
目の点口にあり

舌に関するもの

一口両舌
舌が返す
舌が回る
舌三寸の誤りより身を果たす
　＝舌三寸のさえずりに五尺の身を果たす
舌三寸通り抜ける内腹は海道
舌足らぬ
舌に塵(ちり)も付けぬ
舌の剣は命を断つ
舌の長い者は盗人(ぬすっと)
舌の根乾かぬうち＝舌の根も引かぬうち
　＝舌も乾かぬ間
舌の根を返す
舌の柔らかなるままに
舌も引かぬ
舌を打つ＝舌を鳴らす
舌を食う
舌を出す
舌を二枚使う

舌を引く
舌を振る
舌を巻く
一滴舌上に通じて大海の塩あじを知る
舌が長い
舌三寸に胸三寸
舌の先が顎へ付く者は大泥棒
舌二枚で物いう
舌の剣は鋭い
舌の根動かす
舌の短きは短命
舌は禍の根
舌も回らぬ
舌を返す
舌を滑らす
舌を出すのも嫌い
舌を吐く
舌を翻(ひるがえ)す
舌を振るう

唇に関するもの

唇厚き女多情
唇が薄い
唇に痣(あざ)あれば一生おいしい物を食べられる
唇亡ぶれば歯寒く，河水崩るくればその壊れは
　山に在り
唇を差し出す
唇を尖(とが)らす

唇薄き者は多弁＝唇の皮薄し
唇竭(つ)きて歯寒し＝唇亡びて歯寒し
　※唇竭(つ)きては（無ければの意）
唇を噛む
唇を反らす＝唇を翻す
下種の唇と夜着の袖口

顎に関するもの

あぎとの雫(しずく)口に入らぬ
顎が多い
顎が食い違う
顎が過ぎる
顎が外れる
あごたが離れる
あごたも切れぬ
あごた（骨）を叩く＝顎を叩く
　＝あごたを打つ＝あごたをつく

あごたを鳴らす
顎で教える
顎でしゃくる
顎で（人を）使う＝顎の先で使う
　＝顎で蝿(はえ)を追う
顎で褌を締めた時分
顎にかかる
顎の毛天井掻く
顎振り三年

顎を食い違える
顎を垂れる
顎を吊る
顎を解く
顎を外す
あぎとの掛け金を脱す
顎が落ちる
顎がこわい
顎が吊し上がる＝顎が干上がる
顎から先に生まれる＝あごたから生まれる
顎でいう

顎で指図する
顎で背中を掻くよう
顎てん搔く
顎に杖して食う
顎の下が干上がる＝口が干上がる
顎を落として見る
顎を出す
顎を付ける
顎を撫でる
顎を養う

知りたいときのQ&A

Q1 歯は，いつごろからはえてくるのですか？

歯の萌出時期には個人差があります．
目安として下図を参考にして下さい．色のついている歯が永久歯です．

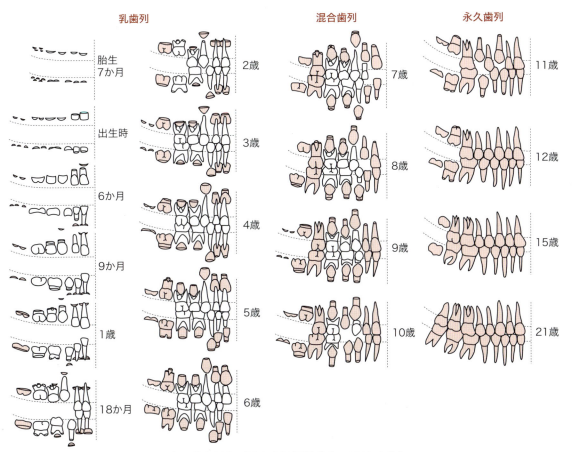

歯の萌出図表（日本小児歯科学会，1988より）

Q2 むし歯はいつできるのですか？

　歯を磨かないで数日間そのままにしておくと，プラーク（歯垢）が成熟して厚みを増してきます．プラーク中には何億という細菌が生息し，このうちの多くが飲食物の糖から酸をつくり，この酸によって歯の表層の硬いエナメル質を溶かし，むし歯（う蝕）をつくります．10%のブドウ糖溶液で洗口させ，歯の表面のプラークのpHを調べた実験結果を下図に示しました．ブドウ糖溶液で洗口するとプラークのpHは急速に低下し，洗口後3分付近で最も低い値を示し，エナメル質の脱灰を起こす臨界pH5.5に戻るまでに約20分かかります．そして約40分で元に戻ります．この最初の20分間に脱灰が進行してむし歯になるのです．ですから，食後はなるべく早めに歯を磨くように心がけることが大切です．

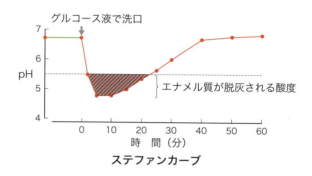

ステファンカーブ

Q3 むし歯のできやすいところは，どんなところですか？

　歯磨きのとき，歯ブラシの毛先が届きにくいところはむし歯（う蝕）ができやすくなります．一般には，臼歯の咬み合わせの溝や一番奥の歯，前歯や臼歯の歯と歯の間（歯間部）や歯と歯肉との境目（歯頸部）です．また，加齢により歯肉が退縮して歯根面が露出してくると，根面部がむし歯（根面う蝕）になりやすくなります．中高年になってからのむし歯のほとんどは根面う蝕です．そのほか，歯が抜けてしまい咬み合わせる相手のない歯や，抜けたままにしておいた周囲の歯もむし歯になりやすくなります．

Q4 むし歯になると，どうして痛くなるのですか？

　むし歯（う蝕）をつくる細菌が歯の神経である歯髄に届くようになると，歯髄に炎症が起こり，歯の痛みを感じるようになります．その痛みは，はじめは冷たいものがしみる程度ですが，やがて熱いものもしみるようになり，根尖部の周囲組織に炎症が起こり，歯肉が腫れてきます．放置しておくと自発痛がするようになります．歯は周囲が硬い組織でおおわれているため炎症が起こると組織内の内圧が高まり，激しい痛みを生じるよ

うになります．この痛みは内圧が下がるか歯髄が壊死状態になるまで続きます．気がついたら早めに治療するように心がけましょう．

Q5 治療をした詰めた歯や被せた歯がどうしてまたむし歯になるのですか？

　治療をした歯が再びむし歯になることを二次う蝕といいます．詰めた歯や被せた歯のほとんどは，歯質と詰め物の境目からむし歯になりはじめます．これは口腔清掃の際の詰め物と歯質の境目の汚れの磨き残しなどによって，プラーク（歯垢）が停滞し，むし歯が発生しやすい環境ができやすくなるからです．詰め物のあるところは自浄性も悪く，詰め物の咬耗や摩耗による形態的変化が口腔清掃上に悪影響を与えていることもあります．二次う蝕の原因は，このような日常的管理が影響する場合がほとんどですが，以前の歯根の治療状況によっては，根端部に膿がたまり，歯肉が腫れてくることもあります．症状がある場合は歯科医院に行って診てもらいましょう．

Q6 バイオフィルム，プラークとは何ですか？

　プラークとは，デンタルプラーク（歯垢）のことをさします．プラークは，食物残渣（食べ物のかす）とは異なり，歯の表面に付着した有機質で黄白色を帯びた粘着性のある物体です．楊枝の先で歯の表面をこすると取れますが，このプラーク1 mg 中には1億個以上の細菌がいるといわれています．プラークは細菌およびその産物が堆積した凝集塊で，プラークが石灰化して硬くなったものが歯石です．

　バイオフィルムとは，身近な例ではシンクの排水管に生じるヌルヌルした汚れのことです．細菌の塊という考え方では，口腔内でのバイオフィルムとデンタルプラークは同じです．バイオフィルムは非常に頑固な菌膜で，殺菌剤を含む歯磨剤や洗口液を用いても膜の中に浸透しにくく，効果はあまり期待できませんので，歯磨きで除去することが大切です．口腔のバイオフィルムを形成する細菌は，むし歯（う蝕）や歯周病だけではなく，誤嚥性肺炎などの全身疾患を引き起こす原因にもなります．

Q7 知覚過敏とは何ですか？

　むし歯（う蝕）ではないのに，冷たいものや熱いものがしみたり，歯磨きをすると痛むことがあります．このような症状を知覚過敏といいます．歯の表面はエナメル質という硬い組織でおおわれていますが，加齢による歯肉退縮や歯ブラシでの過剰な機械的刺激などによってエナメル質が摩耗すると，その下の層の象牙質が露出して歯の痛みを感じるようになります．象牙質には象牙細管という繊維組織が入り組んでおり，この象牙細管によって間接的に歯髄が刺激されて痛みを感じます．これを象牙質知覚過敏症といいます．痛みを緩和するものとしてはペーストや歯磨剤が市販されていますが，症状が

強い場合は早めに歯科医院に行き，指導を受けるようにしましょう．

Q8 子どもには固いものを嚙ませたほうがよいのでしょうか？

　軟らかい食べ物ばかりで食事をしていると自然と嚙まなくなり，顎の発育や機能の発達に影響が及ぶようになります．だからといって，とくに固いものを与える必要はありませんが，子どもは咀嚼を学習する時期にあるので，年齢に応じた嚙みごたえのある食べ物を与えることが必要です．そして，何よりもよく嚙んで，ゆっくり楽しく食事をする習慣，雰囲気づくりが必要です．1日1回は家族そろってゆっくり食事をする時間をもちましょう．

Q9 歯並びが悪いのですが，何歳ぐらいから矯正治療ができますか？

　矯正は症例によって開始時期が異なります．乳歯列期や混合歯列期からはじめる早期治療と，永久歯列期になってからの治療があります．いずれにしても乳歯列が完成した3～4歳ころか，永久歯の萌出してくる6～7歳ころに専門医に相談するとよいでしょう．治療の期間は症例によって異なりますが，定期的な検診を含めるとかなり長期になります．

Q10 歯の色が黄色っぽいのですが，治りますか？

　もともと歯の色は真っ白ではありません．歯の表面の硬いエナメル質は半透明ですが，その下の層の象牙質は黄色味がかった褐色で，その色が透過して見えるので黄色っぽい茶色をしているのが普通です．歯の色は人種によっても違いますし，肌の色や髪の色が違うように個人差もあります．また，加齢とともに茶色っぽくなってきます．希望どおり白くする方法もありますが，自然の色が一番美しいのではないでしょうか．

Q11 タバコを吸わないのに歯に茶色っぽいものがつきます どうすればよいのでしょうか？

　歯の着色はタバコだけでなく，飲食物によっても起こります．湯のみに茶シブがつくように，歯にも緑茶や紅茶，コーヒーはもとより，ウーロン茶やコーラなどでも着色します．このような着色は普段の歯磨きだけでは完全に取り除くことができません．気になる場合は健康診査で歯科医院を訪れた際などに，歯科衛生士にクリーニングしてもらうとよいでしょう．

Q12　舌全体が白くなっています　どうすればよいのでしょうか？

舌についているのは舌苔(ぜったい)と呼ばれるもので，歯の周囲につくプラーク（歯垢）と同じような性質のものです．疾患や服用薬などの影響で量や色などが変化することがあります．また，ほとんど気にならない人もいれば，多量につく人もいます．舌苔が多量についていると食べ物の味がわからなくなったり，口臭の原因にもなるので，市販の軟らかい歯ブラシや舌ブラシなどを用いて，舌を傷つけないように注意して清掃するとよいでしょう．

Q13　口が開きにくかったり，顎がガクガクと音がします　大丈夫でしょうか？

口を大きく開けたときに音がしたり，開きにくい，あるいは顎の関節に痛みがあるなどの症状は，子どもや女性に増えている顎関節症という病気です．原因としては，歯並びや咬み合わせが悪かったり，姿勢が悪かったり，歯ぎしりや食いしばり，ストレスなどがあげられます．また，日常の食べ物のソフト化が進み，噛まなくなったことの影響も問われています．顎の関節に無理な力がかかって症状が出ているわけですから専門医に診てもらいましょう．

また，習慣的に顎の関節を脱臼する（顎が外れる）人がありますが，なるべく外れないように注意することが大切です．

Q14　口臭が気になります　どうすればよいのでしょうか？

口臭はだれにでもあり，起床時や空腹時はとくに強くなります．しかし，問題となるのは，このような生理的な範囲を越えた，人に不快感を与える病的口臭の場合です．

口臭の原因は，口腔内に起因するもの，口腔外（全身疾患，消化器系や呼吸器系疾患など）に起因するもの，食物によるものの3つに大別できます．口臭のほとんどは口腔内に問題があることが多く，口腔内の疾患や入れ歯（義歯）などの補綴物の装着，不十分な口腔清掃状態が原因となっています．いずれにしても口臭の原因をつきとめる必要があるので専門医に診てもらいましょう．疾患がある場合は，まず治療することです．口腔清掃については歯科衛生士の指導を受け，上手に口腔の管理をしましょう．口臭を軽減する方法としては，口腔清掃のほか含漱剤や市販の洗口液（剤），消臭剤の使用があります．

Q15 口の中が渇き，舌に痛みを感じることがあります どうすればよいのでしょうか？

　口腔乾燥症がなぜ生じているのか，内科や口腔外科に行ってその原因を調べてもらいましょう．口の中の問題ではなく，全身的な疾患や飲用している薬物の影響により症状が出ている場合があるので，調べてもらい，基礎疾患があればその治療が必要です．

　高齢者になると唾液の分泌量が減少してきます．また，慢性的な全身疾患により服用薬を常用する機会も多くなってきます．このような薬物の副作用や心因的な問題が要因となり，口腔乾燥症が生じる場合も少なくありません．しかし，原因がはっきりしない場合も多いようです．

　専門医の指導を受けながら，自身でも水分の摂取やマスクの使用，室内の乾燥に気をつけるなど，口腔の乾燥を防ぐ工夫をしてみることをお勧めします．また，唾液の分泌が少なくなると自浄性が悪くなり，口臭がするようになるので，十分な口腔清掃も心がけてください．

Q16 口腔乾燥には口腔湿潤剤（保湿剤）がよいと聞きました どうしてですか？

　口腔内は唾液によりつねに湿潤している状態にあり，口腔機能を維持しています．口腔乾燥のある人は，口腔粘膜が乾燥して，食事がしにくい，話がしにくいなどの口腔機能障害，また，痛みが生じている場合も少なくありません．口腔内の乾燥状態を緩和するには水分の補給も必要ですが，それだけでは湿潤状態を保つことができませんので，口腔湿潤剤（保湿剤）を上手に使用することが効果的です．

　湿潤剤（保湿剤）は，多くのものが市販されていますので味や使用感など，個人に合ったものを選択するとよいでしょう．選択の際に注意することは，市販品のほとんどは中性ですが，なかにはpHの低いものがあります．pHの低いものは，う蝕の発生につながる可能性もありますので注意しましょう．選択に迷った場合には，歯科衛生士や歯科医師に相談するとよいでしょう．また，口腔内をよく観察して問題がある場合には，歯科医院を受診して相談するとよいでしょう．

Q17 歯にいい栄養素は何ですか？

　カルシウム，リン，タンパク質，ビタミンA・B群・C・Dです．これらの栄養素が不足しないように，欠食せず，栄養バランスのいい食事をするように心がけましょう．

Q18　妊娠中にお腹の子にカルシウムを取られて，歯がボロボロになるというのは本当ですか？

　妊娠による体調の変化から，おっくうになって歯を磨かなかったり，食事回数が増えたり，ホルモンのバランスが崩れるなどが重なって，むし歯（う蝕）や歯周病などにかかる人が多くなります．赤ちゃんが栄養としてお母さんの歯のカルシウムを取るのではなく，お母さん自身の口腔内の清掃状態が悪いために起こります．口腔清掃を心がけ，赤ちゃんのためにも栄養管理に気を配ることが大切です．

Q19　入れ歯でも食べやすい料理にはどんなものがありますか？

　基本的には軟らかく調理してあればよいのですが，入れ歯（義歯）では生野菜はパサパサして食べにくいので，さっとゆでて，かさを減らすと食べやすくなります．また，脂の少ない魚はパサついて食べにくいので，くずあんをかけるなどするとよいでしょう．

Q20　フッ素が歯によいといわれていますが，身体に害はないのでしょうか？

　フッ素は自然界に広く分布している元素です．食べ物や飲み物にも含まれ，お茶には比較的多く含まれていますが，むし歯（う蝕）予防を期待できる量ではありません．アメリカをはじめ諸外国では飲料水にフッ素を添加してむし歯予防の効果をあげていますが，日本では抵抗があり，飲料水へのフッ素の添加は行われていません．どんなに身体に必要な物質でも多量に摂取すれば害になります．たとえば，食塩は生きるうえでなくてはならないものですが，過剰に摂取すると高血圧や生活習慣病などの要因となります．安全を心がけ効果的に利用したいものです．

Q21　歯磨剤はつけて磨いたほうがよいのでしょうか？

　歯磨剤をつけて磨いたほうが，つけないで磨くよりも効果的な歯磨きができます．うがいができる 2～3 歳ころからの使用をお勧めします．
　歯磨剤には，むし歯（う蝕）予防のための薬用歯磨剤や，歯周病予防のための薬用歯磨剤が市販されているので有効に利用しましょう．詳しい利用の方法は，第 2 章オーラルヘルスケア用品の使い方（7　歯磨剤 p. 42～）を参照してください．

Q22 歯磨剤はどんなものを使えばよいのでしょうか？

　歯磨剤には歯の汚れをとる基本的な清掃作用に加え，むし歯（う蝕）や歯肉の病気（歯周病）を予防するために薬効成分を配合したものや，口臭やタバコのヤニなどの除去効果を高める成分を配合したものなどいろいろな種類があります．

　市販されている歯磨剤については，製品販売にあたって法律の規制を受けているので基本的にはどれを使用しても差し支えありません．口の中の状態や使用目的，味や香りの好みで選択すればよいでしょう．たとえば，幼児や学童はむし歯の予防（フッ化物配合）など，成人では口臭の予防や歯周病の予防など，歯磨剤のパッケージに書いてある効能などを参考に選んでみてください．

Q23 歯磨剤を使うことで身体に影響することはありませんか？

　歯磨剤は医薬品，医療機器等の品質，有効性及び安全性の確保等に関する法律（旧薬事法）の規制を受け，品質や有効性，安全性について厳しい審査が行われたうえで市販されます．飲み込み，粘膜に対する影響，アレルギー反応，硬組織への影響などについて試験されており，危険がないことが報告されています．通常の使用量，正しい歯磨法で使うならば，身体に対する影響はありません．ただし，使うことで不安を感じたり，使いたくないと思うならば，無理に使うことはありません．歯の汚れは歯ブラシで取り除くことが可能ですし，歯が薄茶色などに着色することを除けば，使わなくてもきれいにできるからです．

Q24 2歳の子どもに歯磨剤は必要ですか？

　むし歯（う蝕）などの歯科疾患を予防するために有効なことは，プラーク（歯垢）を除去することです．プラークは歯ブラシだけでも取ることができますので，うがいのできない小児や，歯磨剤の使用を嫌がるようであれば，無理に使わなくてもよいでしょう．ただし，歯磨剤を使用することによるむし歯予防の効果も示されていますので，うがいができるようになったら，フッ化物配合歯磨剤を使うことも考えてみましょう．また，動機づけのために使うこともあります．

Q25 歯磨剤の甘みでむし歯になることはありませんか？

　歯磨剤に配合されている甘味料は合成甘味料です．砂糖ではないので，むし歯（う蝕）の心配はありません．

Q26　フッ化物配合歯磨剤の使い方について教えてください

　フッ化物配合歯磨剤には，歯磨き時に使用するものと，歯磨き後に使用するものとがあります．歯磨剤の選択や使用量は，年齢によって異なりますので，使用する場合は効果的な使用を心がけましょう．使用についての詳細は，第2章オーラルヘルスケア用品の使い方（9　フッ化物の応用 p.56〜）を参照してください．

　フッ化物配合歯磨剤には，医薬部外品の表示があり，配合されている薬物も表示されています．表示にフッ化ナトリウム，フッ化第一スズ，モノフルオロリン酸ナトリウムのいずれかがあれば，フッ化物配合歯磨剤です．一般に市販されている歯磨剤の多くにフッ化物が配合されるようになりましたが，フッ化物イオン濃度が 500 ppm 以下のものは効果がないといわれています．使用にあたっては，歯科衛生士か歯科医師に相談して使用することをお勧めします．

Q27　フッ素入りの歯磨剤を毎日使っています　歯科医院でフッ素塗布をしても大丈夫でしょうか？

　大丈夫です．過剰摂取になることはありません．歯磨剤の使用で1回に飲み込まれるフッ素量は多くても 0.15〜0.3 mg ぐらいで，約 500 mℓ の紅茶に含まれる量と同じです．歯科医院でのフッ素の歯面塗布は年に1〜2回ですから問題はありません．

Q28　キシリトール入り歯磨剤はむし歯の予防に効果がありますか？

　キシリトールは天然素材の甘味料です．最近，甘味料としてキシリトールを使った歯磨剤が市販されるようになりました．キシリトールはむし歯（う蝕）の原因のミュータンス菌を減少させたり，初期のむし歯の再石灰化を促進するという報告があり，北欧ではキシリトール入りガムなどの使用でむし歯の発生を抑えている実績があります．

　歯磨剤を選ぶときの目安の1つとしてもよいでしょう．

Q29　子どもが歯磨剤をなめてしまいます　飲み込んでも害はないのでしょうか？

　歯磨剤に使われているどの成分も認可を受けたものであり，身体に害はありません．しかし，飲み物ではありませんので，保護者の監督のもとで使わせるようにしてください．

Q30 入れ歯を洗うときに歯磨剤を使ってもよいのでしょうか？

　入れ歯（義歯）は合成樹脂でできています．歯磨剤に含まれる研磨剤の働きによって入れ歯に傷がついたり，摩耗して変形してしまうことがありますので，歯磨剤の使用は避けましょう．入れ歯の傷ついたところには細菌が付着しやすく，義歯臭や口臭の原因になります．

　入れ歯の汚れや臭いなどが気になるようでしたら，入れ歯専用の洗浄剤がありますので，指示に従って使うようにするとよいでしょう．

Q31 子どもに洗口液（剤）を使わせてもよいのでしょうか？

　ブクブクうがいができ，洗口後の吐き出しができるようになれば使用しても問題はありません．しかし，使用量については考慮する必要があります．最近では子ども用のものも市販されていますので，それを使うことをお勧めします．

Q32 歯垢染め出し剤を家庭で使うことはできますか？

　歯垢染め出し剤として市販されています．液体であれば，綿棒につけて歯の面に塗ってください．

　染めたあとに一度うがいをして，濃く色がついたところがプラーク（歯垢）の残っているところです．

Q33 歯垢染め出し剤の種類と，染め出しの方法を教えてください

　歯垢染め出し剤は，歯と同じような色をしているプラーク（歯垢）を赤く染め出し，ブラッシング前は汚れの確認に，ブラッシング後は磨き残しや磨き癖などを知るのに用いられます．染め出し剤の色素には，食品添加物として認められているフロキシン（赤色104号）などが使われています．

　染め出し剤の形状には錠剤と液体（ゲル状も含む）があります．

　錠剤は，噛み砕いて唾液に溶かしたあと，舌で歯全体に行き渡らせるようにします．扱いがむずかしいため低年齢児には向きません．

　液体は，小綿球や綿棒に液を浸し，歯面に置く（こすらない）ようにして塗布します．ジェルタイプのものは歯ブラシにつけて塗布することもできます．歯と歯肉の境目（歯頸部）や歯と歯の間（歯間部），臼歯の咬合面はとくに意識しましょう．染め出しをする際は，事前に，口唇にワセリンやリップクリームなどを薄く塗り，衣服につけないように注意します．塗布するときは，臼歯部の後方から手前に，最後に前歯部を塗布するよ

うにするとよいでしょう．液体のほうが錠剤に比べて，プラークの染まり方が良好です．
どのタイプも染め出したあとは水で1～2回軽くうがいをします．
歯磨剤に色素が添加されているものもあります．

Q34 夜，入れ歯を外して寝るのはどうしてですか？

入れ歯（義歯）を入れたままにして寝る人をよくみかけますが，就寝時には外すようにしましょう．入れ歯を入れたままにしておくと口腔の不潔状態をまねいたり，組織が圧迫されて血行が悪くなり，口臭や褥瘡性潰瘍などの発生原因となるので注意しましょう．また，外した入れ歯は，水を張った洗面器などの上で（入れ歯を落としたときに破損や変形を起こさないようにするため），清掃用具を用いてよく清掃し，乾燥しないように水を入れた専用の容器に保存しましょう．

入れ歯の材料のレジン（ピンク色をしたところ）は吸水性があるので，乾燥すると変形を生じ，入れ歯がうまく入らないなど適合が悪くなったり，ひびが入ったりすることがあります．

Q35 入れ歯洗浄剤は使ったほうがよいのでしょうか？

入れ歯（義歯）は，水道水の流水下で，歯ブラシなどを使って清掃しますが，それだけでは十分ではありません．化学的な洗浄剤などを使うことで，カンジダ菌などによる炎症を防ぐことができます．できれば毎日使用することをお勧めします．

いろいろなものが市販されているので，説明書をよく読んで使いましょう．洗浄剤のなかには，長時間浸しておくと入れ歯の変色や金属部の腐食を起こすものもあるので注意しましょう．疑問な点は歯科医師や歯科衛生士に相談してください．

Q36 PMTCとは何ですか？

PMTCとは，Professional mechanical tooth cleaningの略で，歯科医師や歯科衛生士が口腔管理の一手段として行う専門家による歯面清掃をさします．PTC（Professional tooth cleaning）の一部で歯と歯の隣接面（歯間部）など，日常的なセルフケアでは管理しにくい歯面の付着物を機械的な操作によって除去し，コントロールしようとするものです．歯周病の予防・管理の重要な処置として位置づけられています．

PMTCは，フッ化物添加の歯面研磨剤を用いて，歯面研磨用具や専用のキット類などを使って行います．

認知症の患者さんが歯ブラシを入れると嚙んでしまいます
話しかけても無反応なのですが，何かよい方法はありませんか？

　口腔清掃の前に，認知症の状態をしっかり観察しましょう．認知症の人は，今何をしているのかわからないことがあります．また，高次脳機能障害がある場合には，自分が実行することを順序だてて行えないことも考えられます．

　したがって，様子を見ながら，少しずつステップを分けて対応することが必要です．歯磨きまでの流れをつくって同じ手順で行動を繰り返し，あせらずゆっくり1つずつ説明しながら，進めていくとよいでしょう．

参考文献

第1章

1) 全国歯科衛生士教育協議会 監修：最新歯科衛生士教本 歯・口腔の健康と予防に関わる人間と社会の仕組み1 保健生態学 2章 口腔清掃，p.116，医歯薬出版，2008
2) 有限責任中間法人 日本老年歯科医学会 編：老年歯科医学用語辞典，p.122，医歯薬出版，2008
3) 堀越勝，木村義孝：日常歯科診療における口腔病変の診断と治療 ― 部位別記載による即時対応マニュアル1，口腔の定義，p.1-4，学建書院，2003
4) 日本口腔ケア学会 編集：口腔ケア基礎知識 Ⅲうがい，p.98，永末書店，2008
5) E・Mウィルキンス 著・監修，全国歯科衛生士教育協議会：歯科衛生士の臨床 第17章デンタルバイオフィルムと他の軟性沈着物，p.307，医歯薬出版，2008
6) 施設口腔保健研究会，日本口腔疾患研究所 監修：口腔ケア Q＆A 口から始まるクオリティ・オブ・ライフ，p.18，中央法規出版，1997

第2章

1) 松田裕子ほか編集：歯ブラシ事典―使い方から介護用品までなんでもわかる―，第5版，学建書院，2009
2) 松田裕子 編：改訂 歯ブラシ事典，学建書院，2012
3) 石川達也ほか：歯科衛生士の臨床，医歯薬出版，2008
4) 荒川浩久ほか：歯科衛生士テキスト 口腔衛生学―口腔保健統計を含む―，学建書院，2008
5) 宮武光吉ほか：口腔保健学，第2版，医歯薬出版，2002
6) 松久保隆ほか：口腔衛生学，一世出版，2009
7) 安井利一：口腔保健マニュアル，南山堂，2005
8) Julie Levin Alexander：Essentials of dental hygiene：preclinical skills. Pearson Dfucation, Inc. 2005
9) 新井高ほか：電動歯ブラシで歯を守る―だれにでもわかる選び方，使い方―，医学情報社，2003
10) 渡辺一郎ほか：音波歯ブラシのプラーク除去効果，日歯保存誌，48(1)：40-47，2005
11) 新井高：電動歯ブラシと手用歯ブラシのプラーク除去と歯肉の炎症への効果，日歯周誌，47(1)：1-10，2005
12) 品川佳世子，橋爪リナ直美：振動・超音波・音波歯ブラシが S. mutans 付着に及ぼす効果，デンタルハイジーン，20(4)：358-360，2000
13) 小高鐡男：研磨剤入り歯磨剤を用いたブラッシングのエナメル質と象牙質におよぼす影響，昭和歯学会雑誌，17(4)：421-422，1997
14) 可児瑞夫 監修：これ一冊でわかるフッ化物の臨床応用，別冊歯科衛生士，クインテッセンス出版，1996
15) 花田信弘 編：ペリオ・カリエスの予防に活かす抗菌薬・殺菌薬とフッ化物，デンタルハイジーン別冊，医歯薬出版，2005
16) 三上直一郎ほか編集：歯肉縁上のプラークコントロール～セルフケアをサポートする～，デンタルハイジーン別冊，医歯薬出版，2004
17) 荒川浩久 監修：歯科衛生士のためのフッ化物応用のすべて，別冊歯科衛生士，クインテッセンス出版，2005

18) 荒川浩久 監修：プラークコントロールのためのホームケア指導，別冊歯科衛生士，クインテッセンス出版，2000
19) 増岡隆 監修：歯科関連疾患の予防マニュアル〜オーラルケア製品の解説〜，法研，2006
20) 全国歯科衛生士教育協議会 監修：保健生態学，第1版，医歯薬出版，2008
21) 全国歯科衛生士教育協議会 監修：口腔保健管理，第1版，医歯薬出版，2008
22) 可児瑞夫ほか：フッ化物配合の普及を考える，デンタルハイジーン，16(4)：341-349，医歯薬出版，1996
23) 山口和巳ほか：フッ化物配合歯磨剤使用後の口腔内残留フッ素量，Ⅲ 幼稚園児の残留フッ素量の測定，口腔衛生学会雑誌，43(4)：404-405，1993
24) 杉山精一ほか：フッ化物入りの歯磨剤を使ってくださいとだけ説明していませんか，歯科衛生士，33(10)：17-30，クインテッセンス出版，2009
25) 可児瑞夫 監修：これ一冊でわかるフッ化物の臨床応用 ホームケアとプロフェッショナルケアのすべて，別冊歯科衛生士，クインテッセンス出版，1996
26) 荒川浩久：歯科衛生士のためのフッ化物応用のすべて，クインテッセンス出版，2005
27) 安井利一，植田耕一郎，阪口英夫 編集：解説 口腔ケアと摂食・嚥下リハビリテーション―基礎から実践まで―，口腔保健協会，2009
28) 藤島一郎，柴本勇 監修：動画でわかる摂食・嚥下リハビリテーション，中山書店，2007
29) 日本口腔衛生学会フッ化物応用委員会編：フッ化物局所応用実施マニュアル，社会保険研究所，2017

第3章

1) 丸森賢二，今村嘉男：ブラッシング指導，医歯薬出版，1978
2) 全国歯科衛生士教育協議会 編：新歯科衛生士教本 小児歯科学，医歯薬出版，2006
3) 鈴木祐司 著，丸森賢二 監修：子どもの歯の健康1 赤ちゃんの歯，医歯薬出版，1982
4) 文部科学省：「生きる力」をはぐくむ学校での歯・口の健康つくり，社団法人日本学校歯科医会，2006
5) 丸森賢二：あっおとなの歯，少年写真文庫，1990
6) 丸森賢二：つぎつぎはえるおとなの歯，少年写真文庫，1990
7) 丸森賢二：そろった そろった大人の歯，少年写真文庫，1990
8) 丸森賢二：子どもの歯2，6さいきゅうし，医歯薬出版，1982
9) 前田芳信，安井利一，前畑有里 編著：マウスガード製作マニュアル，クインテッセンス出版，2001
10) 佐藤貞勝：カラーアトラス 永久歯の萌出，医歯薬出版，1986
11) 厚生労働省：平成28年歯科疾患実態調査結果の概要

第4章

1) 成田令博 編：口腔外科 卒後研修マニュアル，口腔保健協会，1995
2) 松田裕子 編：口腔ケア 健康ガイド ― 歯からはじまる健康学 ―，学建書院，2005
3) 吉田和市 編：徹底ガイド 口腔ケアQ&A，総合医学社，2009
4) 松田裕子ほか編：歯ブラシ事典 ― 使い方から介護用品までなんでもわかる ―，学建書院，2009
5) 荒川浩久：プラークコントロールのためのホームケア指導，別冊歯科衛生士，クインテッセンス出版，2000
6) 深川優子：Tooth Wear の視点で考える 〜歯が減るのはなぜ？〜 第1回 第3の疾患 Tooth

Wear とは，歯科衛生士，32(1)：55-61，クインテッセンス出版，2008

7) 福田光男ほか：特集　見逃していませんか？舌の変化　②舌からわかる患者さんの全身状態と変化，デンタルハイジーン，27(12)：1209-1211，医歯薬出版，2007
8) 渡邊英明：特集　見逃していませんか？舌の変化　③舌苔を知る，デンタルハイジーン，27(12)：1213-1215，医歯薬出版，2007
9) 大森みさき：特集　見逃していませんか？舌の変化　④舌ブラッシングの実践，デンタルハイジーン，27(12)：1216-1219，医歯薬出版，2007
10) 川本達雄，丹羽金一郎，後藤滋巳，三浦廣行，石川晴夫，氷室利彦：新しい歯科矯正学，第1版，永末書店，2000
11) 窪田勝信，山本静：矯正治療中のブラッシング，医学情報社，1994
12) 全国歯科衛生士教育協議会　編：新歯科衛生士教本　歯科矯正学，第1版，医歯薬出版，2009
13) 全国歯科衛生士教育協議会　編：新歯科衛生士教本　歯科補綴学，医歯薬出版，2008
14) 大森武子，鈴木俊夫，夏目長門ほか：ポケット口腔ケアマニュアル，医歯薬出版，1992
15) 土屋和子，佐山亜希子：特集　補綴物の入った口腔内を診る目を養おう　②歯科衛生士は補綴にどうかかわるか？— 症例を通じて —，デンタルハイジーン，21(12)，医歯薬出版，2001
16) 河埜洋子，後藤まつみ：私たちが行っているインプラント口腔ケア，787：95-100，日本歯科評論，2008
17) 小野善弘，中村公雄：歯周病とインプラント（エグゼクティブのための）歯科治療，最後の選択！，マガジンハウス，2008
18) 矢島安朝，中川洋一：インプラントのトラブルシューティング — 困った時に即解決 —，永末書店，2009
19) 日本歯科衛生士教育協議会　監修：最新歯科衛生士教本　高齢者歯科，医歯薬出版，2003/2005
20) 牧宏佳，鈴木尚，大野綾子：②パーシャルデンチャーのメインテナンス，デンタルハイジーン，28(8)，医歯薬出版，2008
21) 全国歯科衛生士教育協議会　監修：最新歯科衛生士教本　歯科予防処置論・歯科保健指導論，第1版，医歯薬出版，2012
22) 岸本裕充：よくわかる！口腔ケア，メヂカルフレンド社，2007
23) 晴山婦美子ほか：看護に役立つ口腔ケアテクニック，医歯薬出版，2008
24) 全国歯科衛生士教育協議会　監修：最新歯科衛生士教本　顎・口腔粘膜疾患—口腔外科・歯科麻酔学，医歯薬出版，2011
25) 全国歯科衛生士教育協議会　監修：最新歯科衛生士教本　口腔保健管理，医歯薬出版，2003
26) 米山武義，植松宏，足立三枝子　編：プロフェッショナル・オーラル・ヘルスケア　多くの方へ口腔ケアを，デンタルハイジーン別冊，医歯薬出版，2002
27) 小林隆太郎：特集　気づけていますか？口腔粘膜疾患，デンタルハイジーン，29(2)：156-164，医歯薬出版，2009
28) 渡邉誠ほか：歯科衛生士のための高齢者歯科学，永末書店，2005
29) 岸本悦央ほか：特集　口腔乾燥症・その実態とケア方法を考える，歯科衛生士，28(6)：22-36，クインテッセンス出版，2004
30) 斎藤一郎ほか：特集　増え続けるドライマウス，デンタルハイジーン，25(3)：234-244，医歯薬出版，2009
31) 安細敏弘：特集　これだけはおさえておきたい！　口腔乾燥症・舌痛・味覚障害の実際，デンタルハイジーン，29(6)：614-630，医歯薬出版，2009
32) 相田潤ほか：フッ化物配合歯磨剤はチタン製インプラント利用者のインプラント周囲炎のリスクとなるか：文献レビュー，口腔衛生学会雑誌，66(3)：308-315，2016
33) 五味由紀子ほか：各種フッ素含有歯磨剤および試作フッ素未含有歯磨剤のチタン表面粗さ

に与える影響, 日本歯周病学会会誌, 56(1)：49-56, 2014

第5章

1) 三浦信一：所謂楔状欠損の観察とその成因に関する実験的研究, 第1・2・3報, 口病誌, 19：69-76, 172-177, 1952/20：141-149, 1953
2) 新井高ほか：歯磨剤の摩耗性について, 日本歯周病学会会誌, 18(2)：289-314, 1976
3) 岩崎浩一郎ほか：歯磨剤の安全性について, 歯界展望, 65(3)：639-652, 1985
4) 黒岩勝：歯磨剤による歯と歯ブラシの摩耗〈理論編〉,〈図説編〉, 歯界展望, 73：123-134, 367-388, 医歯薬出版, 1989
5) 黒岩勝：あなたの歯磨き診断, 医歯薬出版, 1986
6) 羽田房子：オーバーブラッシングを考える, デンタルハイジーン, 7：1145-1157, 医歯薬出版, 1987
7) 門脇小由利ほか：ブラッシングの効果と逆効果, デンタルハイジーン, 7：933-959, 医歯薬出版, 1987
8) 山岡昭ほか：歯周病学事典, クインテッセンス出版, 1987
9) 松江一郎訳：オルバンの最新歯周治療学, 技報堂出版, 1988
10) 鴨井久一ほか：ペリオドンティックシラバス, 医歯薬出版, 1987
11) 原耕二監訳：ラタイチャーク歯周病学カラーアトラス, 西村書店, 1987
12) 青野正男監訳：シュルーガー最新歯周治療学, 医歯薬出版, 1981
13) 木下四郎ほか監訳：グリックマン臨床歯周病学, 医学書院, 1976
14) 木下四郎：プラークコントロール, 永末書店, 1978
15) 中村恭政ほか監訳：ゴールドマン・コーエン簡明歯周病学, 医歯薬出版, 1980
16) 山岸貴美恵：クレフト・フェストゥーン・歯肉退縮を考える, デンタルハイジーン, 7：435-448, 医歯薬出版, 1987
17) 大内和憲ほか：天然歯および人工歯の歯ブラシ式摩耗試験機による摩耗について, 日歯保誌, 20：410-423, 1977
18) 高橋哲史ほか：刷掃試験機を用いた60年間分刷掃による歯牙摩耗について, 歯科学報, 87：507-512, 1987
19) 長島暲：薬用歯磨剤の安全性について, 歯科衛生士, 12(2)：31-40, クインテッセンス出版, 1988
20) 谷下人六ほか：ブラッシングにおよぼす歯磨剤の影響について, デンタルハイジーン, 15：47-53, 医歯薬出版, 1995
21) Ashmore, H. et al.：The measurement *in vitro* of dentine abrasion by tooth paste, *Brit, Dent. J.*, 133：60-66, 1972
22) Manly R. S. et al.：A method for measurement of abrasion of dentin by toothbrush and dentifrice, *J. D. Res.*, 44：533-540, 1965
23) Bjon, H. and Lindhe, J.：Abrasion of dentine by toothbrush and dentifrice, *Odont, Revy,.* 17：17-27, 1966
24) J. J. Hefferenn.：The abrasion and cleaning properties of dentifrice, *J. Dent Res.*, 55：563-573, 1976
25) 見明清：ブラッシングによる歯齦粘膜上皮に及ぼす影響に関する走査電顕的研究, J. I. C. D., 20(2)：35-44, 1989
26) 黒岩勝ほか：歯頸部知覚過敏症の原因療法に関する実験的研究 ノンペーストブラッシングの効果, 歯界展望, 82(1)：77-84, 医歯薬出版, 1993
27) 宮下元, 大谷直子：電動歯ブラシ徹底研究, Lesson 3, 電動歯ブラシによる歯や歯肉への影

響を知る，歯科衛生士，16(6)：24-28，クインテッセンス出版，1992
28）今井光枝ほか：高齢者における電動歯ブラシの応用とその評価，老年歯科医学，8：137-142，1994
29）西川真理子ほか：毛束回転式電動歯ブラシと毛束振動式電動歯ブラシの歯肉縁上プラークおよび歯肉炎に対する効果，口腔衛生学会雑誌，42：371-379，1992
30）新井高ほか：電動歯ブラシ―それぞれの特徴，プラーク除去効果，使用法，Dental Diamond，6：16-27，デンタルダイヤモンド社，1992
31）Hallmon W. W. et al.：Flossing clefts, Clinical and histologic observations, $J. Periodontal.$, 57：501-504, 1986
32）新井高：デンタルフロスを見直す，Review，デンタルフロスの刷掃効果に関する文献的考察，歯科衛生士，19(3)：16-19，クインテッセンス出版，1995
33）高柳篤史：歯ブラシの機能と選択，歯科学報，106(2)：63-67，2006
34）遠藤為成：くさび状欠損発現に及ぼす歯ブラシ圧の影響，岐歯学誌，35(1)，2008

第6章

1）眞木吉信ほか：Q&A 唾液の働きを科学する，歯界展望，105(3)：596-599，医歯薬出版，2005
2）五味一博：細菌検査法の現状について，日本歯科評論，7(5)：75-76，ヒョーロン，2011
3）松久保隆：唾液で診るう蝕リスク，日本歯科評論増刊，p.69-78，ヒョーロン，2005
4）鴨井久一，佐藤勉，花田信弘：唾液で診る歯周病，日本歯科評論増刊，p.79-90，ヒョーロン，2005
5）花田信弘，鴨井久一：「歯周疾患のリスク判定と予防体系」確立へのアプローチ，日本歯科評論，66(7)：53-57，ヒョーロン，2006
6）荒川浩久ほか：歯科衛生士テキスト口腔衛生学―口腔保健統計を含む―，p.46-48，学建書院，2008
7）中垣晴男ほか：歯科衛生士のための齲蝕予防処置法，p.33-38，医歯薬出版，2012
8）全国歯科衛生士教育協議会 監修：最新歯科衛生士教本 歯科予防処置論・歯科保健指導論，p.115-129，医歯薬出版，2011
9）松久保隆ほか：口腔衛生学，p.276-290，一世出版，2009
10）日本学校歯科医会：日学誌Q&Aシリーズ 学校側から出される質問に応えるために―歯垢染色剤，2002
11）藤川謙次，菅井健二，鈴木邦治，春田克典，岡田彰，村井正大：歯垢染色剤の染色効果に関する研究 とくに主観的および客観的測定値から見た結果，日本歯周病学会会誌，25(2)：399-404，1983
12）小林優子：歯垢染色剤染め較べ，DHstyle，4(5)：13-32，デンタルダイヤモンド社，2010
13）豊山とえ子，尾林留里子，大場麻由，澤田明子：歯垢・歯石染色剤 メルサージュPCペレット，デンタルハイジーン，32(8)：850-853，医歯薬出版，2012

第7章

1）飯島洋一：特定保健用食品とは何か，歯界展望，113(1)：136-142，医歯薬出版，2009
2）花田信弘：特定保健用食品，デンタルハイジーン，27(6)：618-621，医歯薬出版，2007
3）飯島洋一：読んでナットク Q&A，デンタルハイジーン，28(9)：837-839，医歯薬出版，2008
4）松久保隆ほか：口腔衛生学，p.325-333，一世出版，2009
5）全国歯科衛生士教育協議会 監修：最新歯科衛生士教本 人体の構造と機能2 栄養と代謝，p.102-104，医歯薬出版，2010

6）中垣晴男ほか：改訂3版　臨床家のための口腔衛生学，p.102-104，永末書店，2004
7）花田信弘 監修：イラストでみる　これからのむし歯予防　キシリトールとアパタイトを正しく理解する，p.14-25，砂書房，1998
8）鈴木章ほか：キシリトールの価値と有効性を再確認する，歯科衛生士，30(3)：23-37，クインテッセンス出版，2006
9）稲葉大輔：リン酸化オリゴ糖カルシウム（POs-Ca®）配合ガム「ポスカム®」，歯界展望，113(5)：937-942，医歯薬出版，2009
10）釜阪寛ほか：馬鈴薯デンプン由来リン酸化オリゴ糖のミュータンスレンサ球菌への影響，口腔衛生学会雑誌，52(1)：66-70，2002
11）釜阪寛ほか：リン酸化オリゴ糖配合ガムによるエナメル質の再石灰化　第1報　唾液の in Vitro 評価，口腔衛生学会雑誌，52(2)：837-839，2002
12）釜阪寛ほか：馬鈴薯澱粉由来リン酸化オリゴ糖の生産と応用，Trends in Glycoscience and Glycotechnology，15(82)：75-89，2003
13）日野浦光ほか：CPP-ACP（リカルデント）によりエナメル質の再石灰化を促す技術，歯界展望，104(6)：1129-1141，医歯薬出版，2004
14）鶴岡永英ほか：MIペースト，歯界展望，107(2)：238-239，医歯薬出版，2006
15）山井雅文ほか：乳タンパク分解物CPP-ACPと歯科領域におけるセルフケアツールとしての特定保健用食品「リカルデント®」シリーズ，月刊バイオインダストリー，9月号，42-49，シーエムシー出版，2006
16）飯島洋一：CPP-ACP「リカルデント®」ガム，歯界展望，113(2)：364-369，医歯薬出版，2009
17）松岡隆史ほか：*Lactobacillus salivarius* TI2711 による *Porphyromonas gingivalis* 殺菌の作用機序の解明，日本歯周病学会会誌，46(2)：118-126，2004
18）松岡隆史ほか：*Lactobacillus salivarius* TI2711（LS1）の服用が臨床症状およびプラーク中の歯周病原菌に及ぼす効果，日本歯周病学会会誌，47(3)：194-202，2005
19）松岡隆史ほか：*Lactobacillus salivarius* TI2711（LS1）の服用によるヒト歯肉縁下プラーク中の歯周病原菌抑制効果，日本歯周病学会会誌，48(4)：315-324，2006
20）東京都福祉保健局ホームページ（http://www.fukushihoken.metro.tokyo.jp）
21）消費者庁食品表示課ホームページ（http://www.caa.go.jp/foods/index.html）

第8章

1）浜田義一郎：江戸川柳辞典，東京堂，1968
2）小林富次郎：よはひ草，小林廣告部，1928
3）西原柳雨：川柳江戸物，春陽堂，1926
4）岩橋邦枝：誹風柳多留，集英社，1987
5）神田仙之助ほか：観賞川柳五千句集，有斐閣，1982
6）博多成光：川柳句集成光，やまと番傘川柳会，1975
7）谷津三雄ほか：川柳にみられる歯科医療風俗史第1報，日本歯科医史学会会誌，第3巻第2号，通巻10号，昭和50年10月，1975
8）青島攻：物語日本歯学史，書林，1977
9）丹羽源男：楊枝の今昔史，書林，1984
10）故事・俗信・ことわざ大辞典，小学館，1982
11）鈴木棠三ほか：故事・ことわざ辞典，東京堂，1959

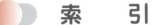

あ

悪性腫瘍　151

い

為害作用　158
　——の要因　158
一部被覆冠　131
1歯ずつの縦磨き法　19
一筆書き磨き　85
医薬品　42，52
医薬部外品　42，52
入れ歯　207，210，211
入れ歯洗浄剤　211
インターデンタルブラシ　32
インプラント　138
　——の口腔ケア　138
　——のメインテナンス　140
インプラント手術　138
インプラント装着者　138
インプラント用歯間ブラシ
　　39，140
インプラント用歯ブラシ　38
インレー　130

う

うがい　7，10
う蝕活動性試験　168
う蝕の進行　87
う蝕のリスク検査　168
う蝕有病者率　88，94
う蝕予防　44，186

え

永久歯列　88
栄養機能食品　180，182
栄養素　206
栄養表示基準　189，190
液体歯磨剤　52
塩化セチルピリジニウム（CPC）
　　44，52

塩化ベンゼトニウム　44，140
嚥下　4
嚥下困難者用食品　182
嚥下障害　112

お

オーバーデンチャー　136
オーラル・フレイル　3
悪阻　102
オプチュレーター　153
音波歯ブラシ　24，106，127

か

ガーゼテープ　30
開口器　68，148
開口障害　148，150
開口保持器　68
　——の使い方　68
開口を促す方法　148
介護用歯ブラシ　107
回転法　19
化学的清掃法　12
化学療法　151
顎・顔面補綴　153
顎関節症　205
顎骨骨折　153
拡大床　128
学童期（小学校1年）　80
学童期（小学校2〜3年）　82
学童期（小学校4〜5年）　84
学童期（小学校6年）　84
学齢期　80
可溶性カルシウム　187
ガラガラうがい　6
仮歯　131
カルシウム　206，207
ガルバニック電流　38
カロリーゼロ　189
含嗽　10

き

機械的清掃法　11
義歯　134
　——の管理　134
　——の清掃　100，136
　——の着脱　134
　——の保管　134
　——のメインテナンス　135
義歯安定剤　67，135
　——の種類　67
　——の使い方　68
義歯清掃用品　64
　——の種類　64
　——の使い方　66
義歯洗浄剤　64，66，136
　——の為害作用　166
　——の誤嚥　166
器質的口腔ケア　2
義歯用超音波洗浄器　64
義歯用ブラシ　64，66，113，136
　——の為害作用　166
キシリトール　184，209
機能的口腔ケア　2
吸引機能付き歯ブラシ　70
矯正装置装着者　125
矯正治療　204
矯正用歯ブラシ　92，126
禁煙指導　139

く

くさび状欠損　120，161
クラウン　130，131
クラウンマージン　132
クラスプ　100
グリチルリチン酸　44
グルコン酸クロルヘキシジン
　　53，140
クレフト　160
クロルヘキシジン　44

け

化粧品 42, 52
健康増進法 180
研磨剤 56, 163

こ

口蓋側の磨き方 83
口腔カンジダ症 67, 150
口腔乾燥 106, 154
　——の原因 154
　——の治療 154
口腔乾燥症 154, 206
口腔ケア 2, 8
口腔湿潤剤 60, 109, 206
　——の種類 60
　——の使い方 61
口腔清掃 2
口腔洗浄器 40, 140
口腔粘膜 6
口腔粘膜炎 151
口腔のしくみ 5
口腔の役割 5
口腔リハビリテーション 8
膠原病 113
咬合挙上板 128
咬合斜面板 128
鉤歯 99
口臭 89, 188, 205
口臭予防 44
口唇 6
咬耗 95
誤嚥性肺炎 2, 113, 165
ゴットリーブの垂直法 19
ゴム製歯ブラシ 38
孤立歯 99, 118
孤立性アフタ 150
混合歯列期 80
根面露出 120, 160

さ

サークル法 30
座位 109
再石灰化促進 187
再発性アフタ 150
擦過傷 159

皿状欠損 161
残存歯 136
3面磨き 82, 84

し

シェーグレン症候群 155
歯科疾患実態調査 88, 94
歯間空隙 118
歯冠継続歯 131
歯間鼓形空隙 118
歯間刺激子 28, 36
　——の為害作用 164
歯間部 98
歯間ブラシ 29, 34, 127, 144
　——の為害作用 164
　——の形態 34
　——のサイズ 34
　——の使い方 34
歯冠補綴物 131
歯頸部 96
歯垢検査 171
歯口清掃 3
歯垢染め出し剤 171, 210
　——の形状 174
　——の色素 172
　——の成分 172
　——の使い方 174
歯根面う蝕 94
歯周組織（軟組織）の損傷
　159, 162
歯周病 141, 146
　——のリスク検査 170
歯周病原細菌の検出法 170
歯周病予防 44
歯周ポケット 141
思春期 86
思春期性口臭 89
思春期性歯肉炎 88
自浄作用 11
自助ブラシ 112
歯石 12
自然的清掃法 11
舌 → ぜつ
肢体不自由者 106
湿潤剤 60, 206
執筆状 16
歯肉炎 141, 146

歯肉炎症 97
歯肉炎予防 44
歯肉増殖症 104
歯肉退縮 94, 97, 120, 160
歯肉の観察 88
市販の歯垢染め出し剤 177
市販の歯磨剤 46
市販の洗口液 53
歯磨剤 → はみがきざい
周波数 24
シュガーレス 189
手術的清掃法 12
腫瘍 151
掌握状 16
障害（児）者 104
硝酸カリウム 45, 122
上唇小帯 74
小歯ブラシ 144
小楊枝 36
褥瘡性潰瘍 150
食品衛生法 180
食品の表示 180
食片圧入 118
食物繊維 189, 190
食用色素 172
ショ糖 184
歯列矯正 92
歯列不正 84, 125
神経難病 113
人工的清掃法 11
侵襲性歯周炎 88
身体障害 104

す

垂直性骨欠損 88
垂直法 18
水平法 18
スーパーフロス 30, 100
スクラビング法 18
スクラブ法 18
スクロース 184
スティルマン改良法 19
スティルマン法 19
ステファンカーブ 202
スポンジブラシ 40, 61, 109

せ

清拭　10
成人期　94
精神障害　104
精神障害者　106
清掃　10
清掃補助用具　28
　　──の為害作用　164
　　──の種類　30
　　──の選択　28
　　──の適用　28
青年期　88
舌　6
　　──の乾燥　62
　　──の清掃　101, 124
接触痛過敏　161
舌側の磨き方　83
舌苔　62, 123, 205
　　──が付着しやすい部位　123
　　──の原因　124
舌ブラシ　62, 101
　　──の為害作用　164
　　──の種類　62
　　──の使い方　62
セルフケア　2, 12
洗口液（剤）　52, 140, 144, 210
前歯交換期　82
前歯の磨き方　83
洗浄　10
栓塞子　153
全部床義歯　134
全部被覆冠　131

そ

総入れ歯　134
象牙質知覚過敏　121, 161
象牙質知覚過敏症　203
側臥位　109
側方歯群交換期　84
咀嚼　4

た

第一大臼歯萌出期　80

第三大臼歯　90
第二大臼歯萌出期　84
代用甘味料　184
唾液　7, 154, 168
　　──の作用　7
唾液
　　──の分泌　4
立たせ磨き　76
脱感作　111, 148
縦磨き法　18
タフトブラシ　36, 92, 127, 144
　　──の形態　36
　　──の使い方　36
ダブルブラッシング　12, 57
炭水化物　189, 190

ち

知覚過敏　121, 161, 203
　　──のメカニズム　121
知覚過敏予防　45
智歯　90
智歯周囲炎　90
知的障害　104
知的障害者　106
チャーターズ法　19
中学生　86
超音波歯ブラシ　24

つ

突っ込み磨き　80
つま先・わき・かかと磨き　85
つわり　102

て

低体重児出産　102
デンタルテープ　30
デンタルフロス　30, 92, 144
　　──：アンワックスタイプ　30
　　──：ディスポーザブルタイプ　30
　　──：ワックスタイプ　30
　　──の為害作用　164
　　──の使い方　30

デンタルミラー　177
デンタルリンス　52, 109
デンチャープラーク　134
電動歯ブラシ　24, 106
　　──の為害作用　162
　　──の選び方　25
　　──の種類　24
　　──の使い方　25
　　──の適用　25
　　──の特徴　26
　　──の保管と管理　27
テンポラリークラウン　131

と

糖アルコール　184
トゥースピック　36
　　──の為害作用　164
糖質　189
糖質オフ　189
糖質ゼロ　189
頭部固定　105
糖類　189, 190
特定疾患　108
特定保健用食品　180, 181
特別用途食品　182
トクホ　181
ドライマウス　154
トラネキサム酸　44
トリクロサン　52

に

乳酸アルミニウム　45, 122
乳酸菌 LS1　188
乳児期（萌出期）　72
乳児期（未萌出期）　72
乳幼児期　72
妊産婦　102
妊娠　102
妊娠性エプーリス　102
妊娠性歯肉炎　102
認知症　112, 212

ね

寝かせ磨き　74
粘膜の異常　150

粘膜用ブラシ　40, 41, 109

の

脳血管障害　112
脳性麻痺　106
囊胞摘出　153
ノンシュガー　189

は

歯　6
　——に信頼　186
　——に信頼マーク　183
　——の交換時期　81
　——の実質欠損の種類　163
　——の着色　204
　——の萌出時期　201
　——を支えるハグキの健康を保つ食品　182
　——を丈夫で健康にする食品　182, 187
歯（硬組織）の実質欠損　161, 162, 163
パームグリップ（掌握状）　16
バイオフィルム　8, 203
バイトブロック　68, 148
白板症　151
バス法　18
発育空隙　76
抜歯　153
歯並び　204
歯ブラシ　16
　——の交換　27
　——の使用部位　83
　——の保管と管理　27
　——の名称　16
　——の持ち方　16
歯磨剤　42, 144, 207, 208, 209, 210
　——の為害作用　163
　——の形状　42
　——の作用　44
　——の使用量　42
　——の成分　45
半座位　109

ひ

ヒダントイン歯肉増殖症　105
1人平均現在歯数　94
1人平均喪失歯数　94
描円法　18

ふ

ファーラー位　109
フードインパクション　118
フェストゥーン　160
フォーンズ法　18
ブクブクうがい　6, 74
不随意運動　106
フッ化第一スズ（SnF_2）　44, 56
フッ化ナトリウム（NaF）　44, 56
フッ化物　44, 56, 122
フッ化物イオン濃度　56
フッ化物配合歯磨剤　44, 56, 209
　——の安全性　56
　——の選択　57
　——の使い方　58
　——の年齢別応用量　58
フッ素　207
フッ素塗布　209
部分入れ歯　134
部分床義歯　134
プラーク　3, 168, 171, 202, 203
　——の付着部位　88, 141
ブラッシング圧　97
ブラッシングの為害作用　159
ブラッシング法　18
ブリッジ　100, 130, 132
フロススレッダー　31, 32
フロスホルダー　30
プロバイオティクス　188
プロビショナルレストレーション　131
プロフェッショナルケア　2, 12, 125, 147

へ

ヘモグロビン　170

ペ

ペングリップ（執筆状）　16
扁平苔癬　151

ほ

放射線治療　152
頬　6
保健機能食品　180
保湿剤　60, 206
ポスカ　187
ポストクラウン　131
保定床リテーナー　128
補綴物装着者　130
補綴物装着者率　94
ホルダー付きデンタルフロス　31, 92
ホワイトニング　44
ポンティック基底部　100
ポンティック基底面　132
　——の形態　133

ま

マウスウォッシュ　52
マウスガード　90
マスキング効果　44
摩耗　95, 161
マルチブラケット装置　125

み

磨きにくい部位　117
磨き残し　116
味覚　7
味覚障害　154
みにくいアヒルの子の時代　82
ミュータンスレンサ球菌　185
味蕾細胞　6

む

むし歯　202, 203
　——の原因になりにくい食品　182

も

モノフルオロリン酸ナトリウム
　（MFP）　44，56

ゆ

指巻き法　30
指しゃぶり　79

よ

要介護者　108
幼児期（1歳～1歳6か月）　72
幼児期（1歳6か月～3歳）　74
幼児期（3～5歳）　76
横磨き法　18

ら

ラバーチップ　36
　──の為害作用　164

り

リカルデント　186
リスク検査　168

リテーナー洗浄剤　129
良性腫瘍　151
リン酸化オリゴ糖カルシウム
　187

れ

裂傷　159
レッド・コンプレックス　188

ろ

老年期　94
ローリング法　19
ロール法　19
6歳臼歯萌出期　80

わ

ワイヤー　128
ワセリン　175

欧文

Bass method　18
caries activity test　168
caries risk test　168
Charters method　19
CPC　44，52
CPP-ACP　186
CPP-ACP 配合製品　186
D字型義歯用ブラシ　113
Fone's method　18
Gottlieb vertical method　19
horizontal method　18
Hys　161
individual vertical method　19
interdental space　118
IVM　19
JAS法　180
Kポイント　148
MFP　44，56
NaF　44，56
PMTC　12，13，211
POs-Ca　187
PTC　13
roll method　19
scrubbing method　18
SnF_2　44，56
Stillman method　19
Stillman modified method　19
vertical method　18

オーラルヘルスケア事典　―お口の健康を守るために―

2013 年 3 月 30 日	第 1 版第 1 刷
2016 年 3 月 1 日	第 1 版第 2 刷
2018 年 3 月 1 日	第 2 版第 1 刷
2020 年 3 月 1 日	第 2 版第 2 刷
2023 年 3 月 1 日	第 2 版第 3 刷

編　者　松田　裕子
発行者　百瀬　卓雄
発行所　株式会社 学建書院
〒112-0004　東京都文京区後楽 1-1-15-3F
TEL（03）3816-3888
FAX（03）3814-6679
http://www.gakkenshoin.co.jp
印刷製本　三報社印刷㈱

©Hiroko Matsuda, 2013

JCOPY〈(社)出版者著作権管理機構 委託出版物〉
本書の無断複写は著作権法上での例外を除き禁じられています．複写される場合は，そのつど事前に，(社)出版者著作権管理機構（電話 03-5244-5088，FAX 03-5244-5089）の許諾を得てください．

ISBN978-4-7624-1681-1